Inhalt

Copyright © 2015 Sandra Rechsteiner

WIDMUNG

Ich widme dieses Buch allen gesundheitsliebenden Menschen, die Ihre Gesundheit wertschätzen

Warum der ganze Wirbel um Aloe Vera?

Gemäß der Überlieferung schreibt man einer stacheligen grünen Pflanze etliche Heilungseigenschaften zu – sie ist heute weltweit als Aloe Vera bekannt. Seine Entwicklung vom volkstümlichen Heilmittel für eine schnelle Behandlung von kleinen Verbrennungen und Schnittwunden zu einer großartigen Ingredienz in Gesundheits- und Nahrungsergänzungsmitteln sowie in Kosmetika ist ausgesprochen spektakulär. Aloe Vera hat wirklich die Faszination der Gesundheits- und Schönheitsindustrie gewonnen, genauso wie die des gesundheits- und schönheitsbewussten Konsumenten. Worauf beruht also der ganze Wirbel um diese nicht sonderlich dekorative Zimmerpflanze? Für die Antwort machen wir eine Zeitreise zurück vor Christi Geburt.

Das Ansehen von Aloe Vera ist extrem gestiegen!

• Die ägyptischen Königinnen Kleopatra und Nofretete verwendeten Aloe-Vera-Extrakte in ihren Schönheitsprogrammen.

• Die Araber verwendeten Aloe Vera in Pulverform als gezielte Medizin für eine Reihe innerer und äußerer Störungen.

• Alexander der Große führte einen Krieg, um Aloe-Vera-Plantagen zu erobern, damit die Pflanze auf Dauer als Heilungsmittel für seine verwundeten Soldaten verwendet werden konnte.

• Hinduistische und chinesische Mediziner nennen Aloe Vera ein „stilles Heilmittel" und verwenden es extensiv für ihre Therapien, vor allem für Sinusitis, Hautprobleme und Kinderkrankheiten.

• Die Tempelritter kreierten ein Elixier aus Aloe-Vera-Fruchtfleisch und anderen Ingredienzien, das Stärke und Langlebigkeit fördern sollte.

Aufgrund seiner zahlreichen medizinischen und kosmetischen Vorzüge hat Aloe Vera den Spitznamen „Wunderpflanze" erhalten. Die berühmten Ärzte Dioskurides, Plinius der Ältere, Galenus, Aretakus und Antyllus erläutern die positiven Anzeigen von Aloe Vera in ihren schriftlichen Werken und Abhandlungen. Sie weisen aber zugleich darauf hin, dass nur qualitativ hochwertige und reine Aloe Vera die gewünschten Wirkungen und Erfolge bietet, die man von ihr erwartet. Lesen Sie dazu mehr im Kapitel 3, ‚Die 4.000-jährige Geschichte von Aloe Vera'.

Einen Moment – ist das denn nicht Folklore?

Folklore hat etliches Forschungsmaterial für Wissenschaftler gesammelt, um neue Medikamente zu entdecken. Volkstümliche Medizin muss sich dem Test der Zeit unterziehen, um in der modernen Gesundheitslandschaft wichtig oder zumindest beachtenswert zu erscheinen. Aloe Vera gehört zu den wenigen, die diesen Test der Zeit bestanden sowie ihre Effektivität und Kundenorientierung bewiesen haben. Die beträchtlichen biochemischen Eigenschaften des Produkts konnte niemand ignorieren; dennoch war eine nachhaltige Leistung für die Massenakzeptanz erforderlich, und in diesem Punkt wankte Aloe Vera etwas.

Im 16. und 17. Jahrhundert konnten Länder, die Aloe Vera importierten, nicht dasselbe Heilungsniveau bieten wie jene, in denen die Pflanze wuchs und frisch zur Verfügung stand. Wie oben erwähnt betonten antike Ärzte die Bedeutung der Verwendung von hochwertiger Aloe Vera, um die magischen Kräfte der Pflanze zu aktivieren. Balsame und Medikamente, die keine frischen Aloe Vera-Blätter benutzten, waren wirkungslos und die Menschen in Europa und Nordamerika betrachteten die Wirkungen der Pflanze nur als Folklore. In Süd- und Mittelamerika sowie in der Karibik blieb das Ansehen von Aloe Vera ungeschmälert bestehen.

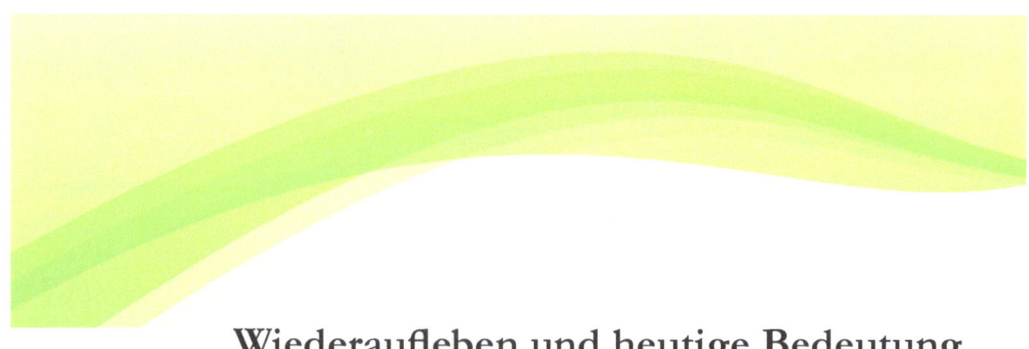

Wiederaufleben und heutige Bedeutung

In den folgenden Jahren machten Wissenschaftler neue Entdeckungen über Aloe Vera und verwendeten fortgeschrittene Techniken, die dafür sorgten, dass die Nährstoffen und aktiven Ingredienzien in der Pflanze während der Extraktion nicht zerstört wurden.

Die Entwicklung ergänzender und alternativer Medizin in unserem Jahrtausend hat die Präsenz und das Potenzial von Aloe Vera massiv gestärkt. Heute ist Aloe Vera zu einer Branche mit vielen Millionen Dollar Umsatz und zum Gegenstand von Labortests geworden, um die wissenschaftliche Evidenz von Aloe Vera zu erweitern, damit die Pflanze noch wichtiger wird, als sie es zurzeit ist.

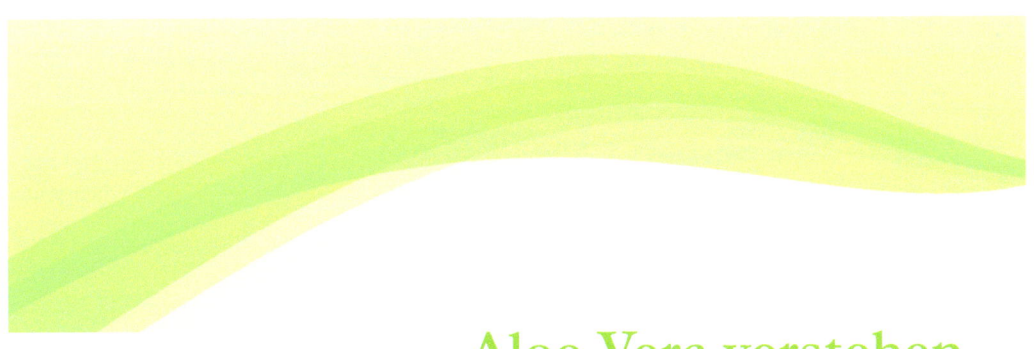

Aloe Vera verstehen

Aloe Vera gehört zu den Sukkulenten und stammt aus Nordafrika. Es zählt zur Familie der Lilien, sieht aber wie ein Kaktus aus. Als Abkömmling von Aloe (von dem es 200 bis 400 verschiedene gibt) kann Aloe Vera stiellos sein oder einen kurzen Stiel haben. Die Pflanze ist für ihre dicken, fleischigen, grünen Blätter bekannt. Diese Blätter, die auch graugrün sein können, haben auf ihrer Oberfläche Flecken oder dünne Stacheln. Die Pflanze ist weltweit wegen ihrer medizinischen Wirkungen berühmt. Sie kann 60 bis 100 Zentimeter hoch wachsen.

Aloe Vera verbreitet sich durch seine Wurzelkeime und Ableger. Sie wächst als Busch. Die Zimmerpflanze wächst im trockenen und warmen Klima. Aloe-Vera-Pflanzen können durch das Schließen ihrer Poren Feuchtigkeit speichern. Während andere Pflanzen welken und allmählich absterben, schafft es Aloe Vera, durch seine feuchtigkeitsspeichernden Fähigkeiten feucht zu bleiben, auch wenn sie nicht genügend Wasser bekommt. Während der Sommerzeit bluht die Pflanze. Aloe-Vera-Blüten können bis zu 90 cm hoch wachsen und haben eine gelbe tubuläre Korolla.

Blattstruktur

Die gelgefüllten Blätter haben vier Schichten: die Rinde, den Saft, den Mucilagogel und den Aloe-Vera-Gel. Die Rinde der äußeren Schicht schützt die Pflanze. Haben Sie schon einmal ein Aloe-Vera-Blatt aufgeschnitten und die gelbe klebrige Flüssigkeit gesehen? Das ist der Saft, eine bitter schmeckende Flüssigkeit, die eine zusätzliche Schutzschicht bildet und Tiere davon abhält, die Pflanze zu essen. Das Mucilagogel im Zentrum bildet den inneren Bereich. Schließlich gibt es noch das Aloe-Vera-Gel im Innern, unter diesen Schutzschichten. Das Gel kann in seiner Rohform unangenehm schmecken, weil es von dem bitteren Saft umhüllt ist.

Das Pflanzenblatt ist hart und dick (weil es bis zu 15 Zellschichten hat). Seine Oberfläche ist wächsern, aufgrund des hohen Gehalts von Kalzium und Magnesium.

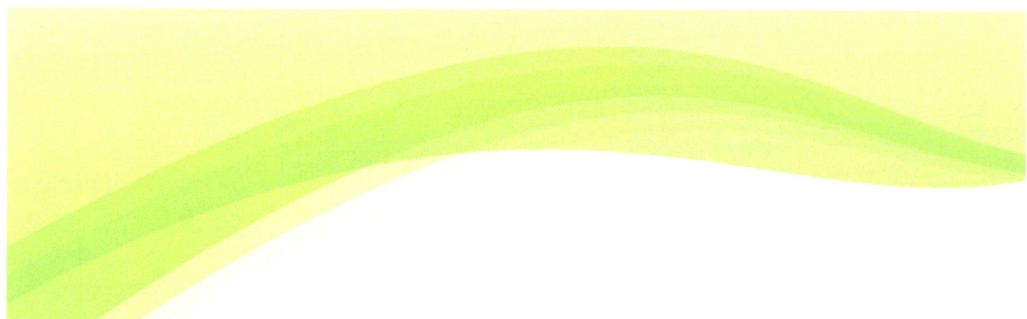

Der Aloe-Saft wird in den dünnen langen Röhren aus Phloem oder Xylem gespeichert. Diese Röhren leiten Nährstoffe und Wasser zu der Pflanze. Der Saft dringt aus diesen großen Röhren, wenn man ein Aloe-Vera-Blatt aufschneidet.

Manchmal werden Aloe-Vera-Gel und -Saft verwechselt. Aloe-Vera-Gel befindet sich im Blatt, während der Saft, die bittere Substanz, unter der Haut des Blattes ist. Aloe-Vera-Saft wird auch Aloe Latex genannt.

Nahrungswert von Aloe Vera

Aloe Vera wird als natürliches Heilungsmittel bezeichnet, weil es aufgrund seiner Komponenten medizinische Eigenschaften besitzt. Es enthält bis zu 200 aktive Elemente. Obwohl es zu 99 Prozent aus Wasser besteht, enthält es über 75 bekannte Stoffe, die es antibiotisch, antibakteriell, antimykotisch und antiseptisch machen. Zu seinen wichtigsten Nährstoffen gehören Lignine, Saponine, Mineralien, Vitamine, Aminosäuren, Enzyme, Fettsäuren und Zucker.

Wir werden diese Komponenten und ihre Eigenschaften im nächsten Kapitel näher betrachten.

Die 4000-jährige
Geschichte von Aloe Vera

Erinnern Sie sich an Ihre erste Information über die Vorzüge von Aloe Vera? Haben Sie von ihren „Wunder"-Eigenschaften von einem Freund oder einem Familienmitglied erfahren? Oder sind Sie im Internet auf ihre reiche Geschichte gestoßen? Wie auch immer Sie seine therapeutischen Qualitäten kennengelernt haben – diese Wunderpflanze verhilft seit Jahrtausenden Menschen zu einem gesunden Leben.

Aloe Vera können Sie heute in vielen Formen kaufen – als Gel, Getränk, Salbe oder Crème – es stammt aus dem geheimnisvollen Teil Afrikas, von wo es bald in die ganze Welt getragen wurde, zunächst in den Nahen Osten und das Mittelmeergebiet.

Aber in der Debatte über die Herkunft der Wunderpflanze behaupten auch manche Forscher und Historiker, dass sie zuerst in der arabischen Region entdeckt wurde. Andere Historiker meinen, die ersten Berichte über die Pflanze kommen aus Ägypten. Sie datieren den Ursprung von Aloe Vera auf 1550 v. Chr., aufgrund einer Entdeckung von 1862 in Ägypten.

Aber fast jeder Teil des Kontinents verfügt über historische Belege von Aloe Vera. In Ägypten gab es religiöse Wandbilder darüber, aber auch in China und Indien tauchten Hinweise auf die magische Kraft der Pflanze auf. Die Sumerische Zeittafel von 2100 v. Chr. ist eins der ältesten Dokumente, das Aloe Vera als menschliches Objekt erwähnt; auch in der Bibel werden die Aloe-Pflanzen genannt.

Heutzutage wird die Pflanze allerdings fast überall auf der Welt gezüchtet. Aloe Vera ist in vielen Formen für medizinische und therapeutische Zwecke verfügbar – Hautpflege, Gesundheit usw. Schauen wir uns an, wie unsere Vorahnen die Heilungseigenschaften von Aloe Vera herausfanden und die Pflanze nutzten – gehen wir zurück ins vierte Jahrhundert, als alles begann!

Wie Könige, Königinnen und Ärzte Aloe Vera in der Antike nutzten

Die Insel Sokotra wurde 500 v. Chr. schnell berühmt für ihre Aloe-Vera-Plantagen, von wo die Pflanze auch nach China, Indien und Tibet exportiert wurde. Als Aristoteles von diesem „stillen Heilungsmittel" erfuhr – so nannten es die Inder – informierte er Alexander den Großen und überzeugte ihn, die Insel zu erobern, damit er seine Soldaten mit der Pflanze heilen könnte.

In Ägypten erhielt Aloe Vera wegen seiner Heilungseigenschaften einen quasi gottähnlichen Status; man nannte es die „Pflanze der Unsterblichkeit". Es wurde intensiv von den ägyptischen Königinnen Kleopatra und Nofretete für ihre Schönheitspflege verwendet. Bekannt für ihre zeitlose Schönheit sollen sie Aloe Vera für eine strahlende und junge Haut benutzt haben. Ägyptische Mohammedaner betrachteten Aloe Vera als ein religiöses Symbol, das Böses besiegen könne. Aloe war für die antiken Ägypter so wichtig, dass sie es als Maßstab für menschliche Gesundheit benutzten.

Ein Arzt und späterer römischer Kaiser namens Galenus (131-201), erfuhr von Aloe Vera und seinen Heilungsqualitäten. Er nutzte es für die Behandlung verwundeter römischer Soldaten und schrieb über 100 Bücher zu Naturmitteln, wobei er auch Aloe Vera abhandelte.

h in Mesopotamien (wie in Ägypten) vermutete man, dass Aloe Vera vor dem Bösen schützen könnte. Die Leute vertrauten darauf, dass die Pflanze die bösen Geister fernhalten würde. Die Tempelritter kreierten ein Elixier aus Aloe Vera-Extrakten, das ein langes Leben garantieren sollte. Es hieß „Elixier von Jerusalem".

Auch die Araber gewähren Aloe Vera einen speziellen Platz in ihrer Geschichte. Sie schafften es, das Gel im Blatt zu isolieren und für mehrere Zwecke zu verwenden. Sie gewannen das Gel, indem sie die Blätter mit bloßen Füßen zermalmten. Dann bedeckten sie das Mark mit Ziegenledertaschen, trockneten es und machten später Pulver daraus. Sie nannten die Pflanze „Wüstenlilie".

Aloe Vera beeindruckte mit seinen vielfältigen Vorzügen auch König Salomon (971-931 v. Chr.). Er war von der Pflanze und ihren Eigenschaften so begeistert, dass er sie angeblich für seine Hochzeitsdekoration verwendete.

Pedanius Dioskurides, ein griechischer Arzt, Botaniker und Pharmazeut schrieb über die Heilqualitäten von Aloe Vera in De Materia Medica, einer Medizin- und Kräuterenzyklopädie. Er erläuterte ihren Einsatz bei Furunkeln, Hautirritationen, Zahnproblemen, blauen Flecken und für die Befeuchtung trockener Haut.

Aloe Vera war in Russland als „Elixier der Langlebigkeit" bekannt, in China benutzte man ihren Saft gegen Ausschlag. Chinesische Ärzte nannten sie als „harmonisches Heilmittel", aufgrund ihrer medizinischen Eigenschaften.

Nach 1930 erschienen die ersten medizinischen Berichte über die Eigenschaften Aloe Veras. Es begann mit erfolgreichen Therapien bei Radium- und Röntgenverbrennungen. Zuvor war es schon bei Stasis- und Strahlentumoren, Erfrierungen und Verletzungen von Tieren genutzt worden. Heute kann Aloe Vera gegen fast alles eingesetzt werden, von Hautglättung bis zur Diabetesbehandlung.

Die Gesundheitseffekte von Aloe Vera

Ja, Aloe Vera gilt als Pflanze der Unsterblichkeit. Aber sie ist wirklich ein reines Geschenk der Natur und zwar nicht nur aufgrund eines Bestandteils. Diese Wunderpflanze wird jetzt seit mehr als 5000 Jahren von der Menschheit wegen ihrer therapeutischen Effekte verwendet. Das farblose Gel in Aloe Vera besteht zu 99 Prozent aus Wasser, aber die Pflanze enthält über 200 aktive Komponenten! Kein Wunder, dass es eine fast endlose Liste von Vorzügen aufweist.

Haben Sie gewusst, dass das Gel der Pflanze bis zu zwanzig Aminosäuren enthält, von denen Menschen acht nicht selbst produzieren, die sie aber existenziell benötigen? Neben den Aminosäuren beinhaltet Aloe Vera auch viele Fettsäuren wie HCL, B-Sitosterol, Campesterin, Myristizin, Olein- und Stearinsäure. Aloe Vera ist auch voller Vitamine wie Vitamin A, C, E, B1, B2, B3, B6 und B12 (eine der wenigen Pflanzen, die es enthalten). Es besteht aus fast 20 Mineralien wie Natrium, Kalium, Kalzium, Zink, Magnesium, Kupfer, Chrom und Mangan.

Weiter mit den Enzymen. Diese biochemischen Katalysatoren zerlegen Proteine in Aminosäuren. Zu den Hauptenzymen in Aloe Vera gehören Bradykinase, Zellulase, Oxidase, kreatine Phosphokinase, und alkaline Phosphotase. Diese Enzyme zerlegen die Nahrung in unserem Körper in Energie, die für die effektive Funktion jeder Zelle verwendet wird.

Aloe Vera enthält auch eine Menge Lignin, das der Pflanze ihre Absorptionsfähigkeit verleiht. Die Wunderpflanze kann bis zu sieben Schichten der Haut durchdringen, sodass sie bei Hautproblemen sehr wirksam ist. Lignine durchdringen auch die härteste Haut.

Neben Fettsäuren, Aminosäuren, Mineralien und Vitaminen ist Aloe Vera auch für seinen Zuckergehalt bekannt. Die Zuckerarten gehören zu den gesunden Mukopolysacchariden. Aloe Vera enthält auch Saponin, Salicylsäure und Anthrachinon, die der Pflanze ihre medizinischen und heilenden Eigenschaften verleihen.

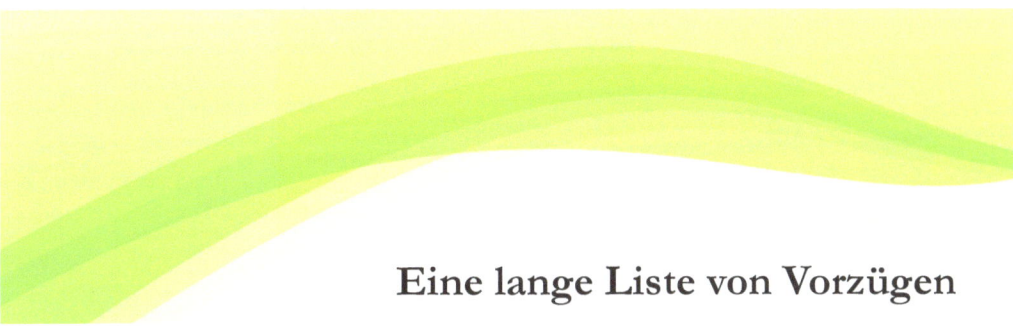

Eine lange Liste von Vorzügen

Nach diesem Überblick zu den verschiedenen Bestandteilen, die Aloe Vera in fast jeder Hinsicht nützlich machen, betrachten wir jetzt, wie es im Einzelnen positiv auf den Körper einwirkt:

Aloe Vera alkalisiert den Körper

Kennen Sie die 80:20-Regel für gute Gesundheit? Sie sollten 80 Prozent alkalische Nahrung und nur 20 Prozent säuerliche Nahrung aufnehmen. Trotzdem essen die meisten Menschen mehr säuerliche Lebensmittel und verschlechtern damit ihre Gesundheit. Aloe Vera hilft beim Alkalisieren des Körpers und erschwert dadurch das Keimwachstum. Es hilft beim Ausbalancieren des Säuregehalts im Körper. Seine alkalische Natur hilft beim Aufrechterhalten des PH-Wertes im Körper. Außerdem trägt Aloe Vera zur Entgiftung des Körpers bei und macht ihn giftfrei. Es gibt eine beliebte „grüne Diät", die auf grünen Gemüsen und Aloe Vera als Nahrungsergänzungsmitteln basiert und den Körper entgiften hilft.

Aloe Vera hält Zahnprobleme im Zaum

Aloe Vera hilft bei einer Vielzahl von Zahn- und Gaumenproblemen. Seine desinfizierenden Eigenschaften schützen Ihren Mundbereich vor Infektionen und Plaquebildung. Gingivitis als großes und häufiges Problem führt zu Entzündungen im Gaumen. Es beginnt mit der Bildung von Zahnbelag und führt zu Schwellungen und sogar zu Blutungen.

Zahnfleischentzündung ist schmerzhaft und kann zu Zahnfäule führen. Gelegentlich wirkt sie sich sogar auf die Zahnknochen aus, sodass das gesamte Gebiss in Gefahr gerät. Der Einsatz von Zahnpflegeprodukten mit Aloe Vera oder die orale Einnahme des Gels der Pflanze tötet Bakterien, die Gingivitis verursachen können, bevor sie den Zähnen schaden können. Es verhindert die Bildung von Zahnbelag und hält Ihre Zähne keimfrei. Aloe Vera ist auch ein Atemerfrischer, weil es Ihre Mundhöhle davor schützt, schlechten Atem zu entwickeln.

Aloe Vera verbessert Ihre Herzgesundheit

Das Journal of Nutritional Science & Vitaminology hat eine Studie über die Wirkungen von Aloe Vera auf den menschlichen Körper durchgeführt. Der Bericht zeigt, dass die Einnahme von Aloe Vera die Cholesterinproduktion in der Leber um etwa 30 Prozent reduziert. Aloe-Vera-Saft trägt auch zur Balance zwischen gutem und schlechtem Cholesterin im Körper bei. Es vermindert das schlechte Cholesterin (Lipoprotein geringer Dichte, LDL), während es den Gehalt von gutem Cholesterin (Lipoprotein hoher Dichte, HDL) steigert. Es gibt noch einige andere natürliche Stoffe, die die Werte des schlechten Cholesterins senken. Aber der besondere Vorzug von Aloe Vera gegenüber diesen besteht darin, dass nur wenige Naturstoffe zugleich die HDL-Werte im Körper erhöhen.

An einer anderen großen Aloe-Vera-Studie nahmen fast 5000 Herzpatienten über einen Zeitraum von fünf Jahren teil. Ihr Gesundheitszustand wurde permanent überprüft, während sie zweimal täglich, mittags und abends, Brot mit Aloe Vera aßen. Die Studie führte zu dem beeindruckenden Ergebnis, dass bei 90 Prozent der Teilnehmer die Werte von Triglyzerin, Blutzucker und Cholesterin deutlich besser wurden. Am wichtigsten war, dass keiner der 5000 Teilnehmer während dieser Diät einen weiteren Herzinfarkt erlitt. Für die Dauer der Studie sollten die Teilnehmer außerdem Rauchen und Alkohol meiden.

Aloe Vera reduziert Entzündungen

Aloe Vera ist aufgrund ihrer Enzyme für ihre entzündungshemmenden Eigenschaften bekannt, insbesondere der schmerzbekämpfenden Bradykinase. Entzündungen können alle Teile des Körpers betreffen. Glücklicherweise können Sie Aloe Vera fast überall einsetzen.

Entzündungen gibt es in Form von Schwellungen, Rötungen oder Schmerzen, sie zeigen sich aber nicht immer außen am Körper, manchmal treten sie im Innern auf. So reagiert der Körper auf jede Infektion oder Verletzung, deshalb muss das Immunsystem gestärkt werden und eine schnelle Heilung von Irritationen oder Verletzungen erfolgen. Aber sie können auch schmerzhaft sein, daher können Sie Aloe Vera oral oder oberflächlich verwenden, um den entzündeten Bereich mit Hilfe von Salicylsäure, einer aspirinähnlichen Substanz, die die Produktion von Prostaglandin-Hormonen unterbricht, zu heilen und zu beruhigen; diese verursachen Entzündungen.

Bradykinase verstärkt die Durchblutung des entzündeten Bereichs und beschleunigt die Heilung, während Campesterin (auch in Aloe Vera enthalten) bei der Neubildung von Zellen hilft und zum weiteren Heilungsprozess beiträgt.

Aloe Vera unterstützt die Verdauung

Viele kennen die Heilungskräfte der Wunderpflanze. Aber nur wenige wissen, dass Aloe Vera auch die Verdauung unterstützt. Der Verdauungstrakt funktioniert durch die Absorption aller Nährstoffe aus der Nahrung. Aber die Fähigkeit der Verdauungsorgane, die Nährstoffe von den Toxinen zu trennen, hängt auch von der Ernährung ab. Wenn diese nicht gesund ist, kann Ihr Verdauungssystem eventuell nicht alle Gifte aus dem Trakt entfernen, sodass sie verstärkt werden. Das kann zum Bowel-Irritations-Syndrom (IBS) führen, wenn die Toxine Ihren Grimmdarm erreichen. Dann kann der Körper aus der Nahrung keine Nährstoffe mehr entnehmen, weil der Blutstrom sie nicht absorbieren kann. Folgen sind zunächst Müdigkeit und Unterernährung, später ernsthafte Gesundheitsprobleme.

Aber Aloe Vera unterstützt die Reinigung des Verdauungssystems und sein Funktionieren, indem es dafür sorgt, dass Nahrungsreste und -gifte nicht den Trakt verstopfen. Außerdem kann es sogar bei der Entfernung von Darmwürmern helfen.

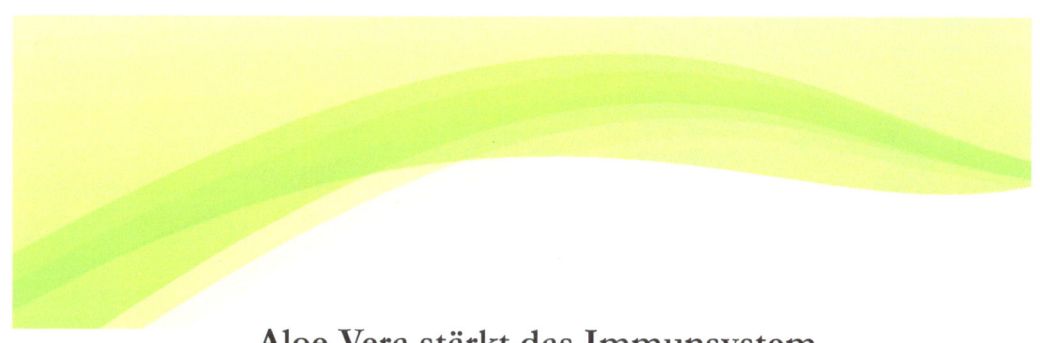

Aloe Vera stärkt das Immunsystem

Wenn Ihr Immunsystem stark ist, schützt es Sie vor Infektionen und Krankheiten. Ihr Körper heilt von allein, wenn Sie ein gesundes Immunsystem haben. Leider ist das nicht immer der Fall. Im Laufe der Zeit können verschiedene Faktoren Ihr Abwehrsystem schwächen, z. B. unregelmäßiger Schlaf oder Müdigkeit bzw. andere Aspekte eines ungesunden Lebensstils. Ihr Körper zeigt u. U. an, dass Ihr Immunsystem geschwächt ist, etwa durch anhaltende Kopfschmerzen, Vergesslichkeit, Müdigkeit und steife Gelenke.

Aloe Vera kann Ihnen durch die Stärkung Ihres Immunsystems helfen und Sie vor einer großen Zahl von Krankheiten schützen. Der Saft von Aloe Vera enthält Polysaccharide, die einen direkten, positiven Effekt auf die weißen Blutkörperchen in Ihrem Körper haben. Diese weißen Blutkörperchen kämpfen tapfer gegen die Viren, die Sie krank machen wollen! Aloe Vera ist reich an Anti-Oxidanzien, die gegen instabile Elemente helfen (man nennt sie auch freie Radikale). Diese Radikalen sind dafür verantwortlich, wenn Sie älter aussehen. Ist es nicht toll, dass die regelmäßige Einnahme von Aloe Vera Sie nicht nur gesund hält, sondern auch jünger aussehen lässt? Man nennt es aus gutem Grund oder vielmehr aus vielen Gründen eine Wunderpflanze!

Aloe Vera stärkt den Blutkreislauf

Sie wissen bereits, wie Aloe Vera Ihre Herzgesundheit verbessert. Aloe Vera gehört zu den wenigen (sehr effektiven) Naturstoffen, die Blutklumpen reduzieren. Die Wunderpflanze verbessert nicht nur die Blutzirkulation, sie reinigt es auch. Regelmäßiges Trinken von Aloe-Vera-Saft erleichtert die Blutzirkulation, weil der Saft die Größe der Blutkapillaren erweitert und damit den Durchfluss verbessert und erleichtert. Die Folge ist, dass Ihr Herz gesundes, frisches Blut erhält, das seine normale Arbeitsweise aufrechterhält.

Aufgrund des gereinigten Blutes profitieren Ihre Organe auch von zusätzlichem Sauerstoff – sie funktionieren dadurch besser. Ihre wichtigsten Organe wie Herz und Hirn brauchen permanent frisches Blut und genau das sichert Aloe Vera, indem sie Ihr Blut reinigt. Die verbesserte Blutzirkulation hilft auch gegen andere Störungen wie kalte Füße oder Hände sowie Erschöpfung (physische und mentale).

Aloe Vera normalisiert den Blutzucker

Wussten Sie, dass Aloe Vera die Insulinproduktion durch die Bauchspeicheldrüse verstärkt? Dadurch kann seine Einnahme Ihren Blutzuckergehalt beeinflussen. Stimmt das wirklich? Wurde es nachgewiesen? Ja, tatsächlich, Studien haben dokumentiert, dass Aloe Vera bei der Senkung des Blutzuckerspiegels hilft.

Elemente in Aloe Vera wie Mannan, Lektin und Anthrachinon wirken anti-diabetisch und senken den Blutzucker effektiv.

Zuckerkranken und einschlägig Gefährdeten wird oft empfohlen, Aloe-Vera-Saft einzunehmen.

Aloe-Vera-Saft reduziert die Blutfette von Diabetikern (die diese Fette oft in großen Mengen produzieren). Denselben Effekt hat es bei Patienten mit akuter Hepatitis. Diabetiker profitieren von Aloe Vera auch durch eine schnellere Wundheilung und geringere Schwellungen. Sie kennen schon die heilenden und entzündungslindernden Eigenschaften von Aloe Vera. Diabetiker klagen häufig über Geschwüre und Beinbeschwerden. Auch dabei hilft Aloe Vera ihnen beim Heilungsprozess.

Obwohl Aloe Vera Diabetikern sehr hilft, sollten Sie sich darüber vor der systematischen Einnahme von Aloe Vera mit ihrem Arzt konsultieren. Ärzte empfehlen ihren Patienten häufig, den Saft vor oder nach den Mahlzeiten zu trinken.

Aloe Vera hat desinfizierende, antibiotische, antimikrobiotische, keimtötende, antibakterielle, antiseptische, antimykotische und antivirale Eigenschaften

Wow, das ist viel Gutes für eine einzige Pflanze! Deshalb ist Aloe Vera fast gegen alles Schlechte wirksam – unabhängig von Ihrem Gesundheitszustand. Aloe Vera gehört zu den ältesten und verbreitetsten antibiotischen und antibakteriellen Pflanzen.

Seine antibakterielle Kraft schützt vor Infektionen (gewöhnlich verursacht durch Viren, Bakterien und Pilze). Es ist ein wichtiger Bestandteil vieler antiseptischer und desinfizierender Mittel, weil es infektionsverursachende Organismen tötet. Das Gel kann auch direkt auf Wunden gegeben werden, es ist fast so effektiv wie eine antiseptische Medizin. Daher ist es besonders heilsam auf offenen Wunden und Hautpilzen.

Durch ihre antimykotische und antimikrobische Wirkung bekämpft Aloe Vera auch Kopfschuppen und Hautinfektionen, die durch Pilze entstehen. Sie ist auch antibiotisch, aufgrund ihrer keimtötenden und antiviralen Eigenschaften.

Aloe Vera mildert Muskel- und Gelenkschmerzen

Wissen Sie, dass Aloe Vera auch Gelenkschmerzen lindert? Das stimmt allerdings! Aloe Vera hilft vielen Arthritiskranken, deren Gelenke und Muskeln betroffen sind, aufgrund seiner entzündungshemmenden Wirkung. Sie können es direkt auf die betroffenen Bereiche auftragen oder den Saft trinken. Die komplexen Zucker intensivieren den Heilungsprozess und lindern den Schmerz in Gelenken und Muskeln.

Historisch verwendet für Probleme von A-Z

Wir haben bisher gezeigt, wie Aloe Vera von früheren Generationen benutzt wurde, um Krankheiten fernzuhalten und ein gesundes Leben zu führen. Die Vorzüge von Aloe Vera sind unzählbar; es wirkt fast in allen Gesundheitsbereichen. Sie haben Informationen über zehn Qualitäten erhalten, aber es gibt noch viel mehr! Im Folgenden finden Sie weitere Gesundheitsprobleme, für die Aloe Vera seit langer Zeit Lösungen bietet.

Diese Liste nennt Gesundheitsvorzüge für gesundheitliche Probleme von A bis Z (wirklich von A bis Z!).

A – Aloe Vera schützt gegen Allergien, hilft bei Akne, hilft zu verdauen, heilt Hautabschürfungen, wirkt gegen Asthma und Arthritis, stärkt Athletenfüße und hilft bei der AIDS-Therapie. Es mindert auch das Leiden von Menschen, die an Anämie und Arterieninsuffizienz laborieren. Allerdings ist nur wenig bekannt, dass Aloe Vera auch die AIDS-Behandlung unterstützt.

B – Brandwunden, blaue Flecken, Blasen, Flecken und Bisse können mit Aloe Vera behandelt werden. Es reinigt nicht nur den Körper, es wirkt auch gegen schlechten Atem und Übergewicht. Es reduziert hohen Blutdruck und wirkt gegen Blaseninfektionen, ebenso gegen Bronchitis und Darmstörungen.

C – Candida-Infektionen, Wunde Stellen, Husten und Verstopfung können mit Aloe Vera gemildert werden. Hornhautgeschwüre, Grauer Star, Blasenentzündung und die Balancierung von Cholesterin werden mit Aloe Vera behandelt. Es wird auch für die Krebsbehandlung empfohlen, ein entsprechender Wirkungsbeweis dafür fehlt aber noch. Es befeuchtet geplatzte Lippen und trockene Haut.

D – Aloe Vera hilft bei Diabetes. Es verhindert Schuppen und befeuchtet trockene Haut, die geheilt wird. Gebisswunden, Windelausschlag und Ruhr werden bekämpft.

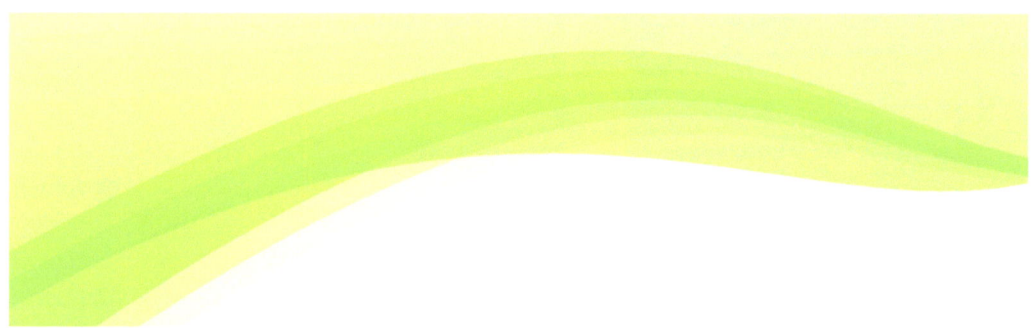

E – Ekzeme, Ohrenschmerzen und Ödeme werden mit Aloe Vera abgeschwächt. Exantheme, Wundbrand und Epidermidis bleiben unter Kontrolle. Aloe Vera hilft auch gegen den Epstein-Barr-Virus.

F – Aloe Vera wirkt gegen fungale Infektionen, feline Leukämie, Fieber und Fibromyalgie.

G – Glaukom, Zahnfleischentzündung, Blähungen und Genitalherpes werden durch Aloe Vera gelindert.

H – Weitere Probleme, die Aloe Vera abmildert, sind Kopfschmerzen, Sodbrennen, Hitzepickel, Hämorrhoiden, Herpes und hoher Blutdruck.

I – Aloe Vera reduziert Schmerzen und Symptome entzündeter Gelenke und anderer Entzündungen, hilft bei Schlaflosigkeit, Unfruchtbarkeit (falls eisprungbedingt), Insektenstichen, eingewachsenen Fußnägeln, Verdauungsproblemen, Eiterflechten und interstitieller Blasenentzündung.

J – Aloe Vera hilft bei Gelbsucht und Gelenkschmerzen.

K – Die Wunderpflanze hilft gegen Niereninfektionen und Keratosis Follikularis, eine erbliche Hautkrankheit, die zu Warzenbildung führt.

L – Aloe Vera unterstützt die Behandlung von Lepra, Leberproblemen und Laryngitis. Es soll auch die Entwicklung von Leukämiezellen stoppen und die Milchbildung stillender Mütter fördern.

M – Muskelkrämpfe, Mundreizungen und Multiple Sklerose können ebenfalls mit Aloe Vera kontrolliert werden. Es hilft auch, Rindermastitis zu behandeln bzw. zu vermeiden.

N – Aloe Vera verbessert Magenverstimmungen.

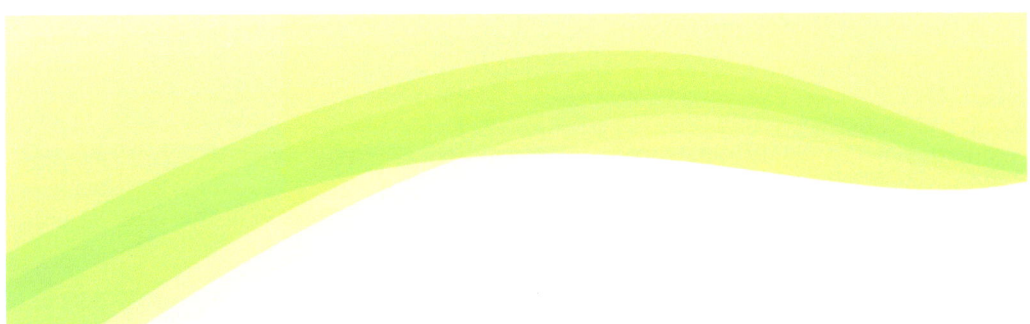

O – Orale Probleme wie schlechter Atem, Zahnfleischentzündung und Zahnwunden können mit Aloe Vera gelöst werden. Gerüche durch chronische Geschwüre können kontrolliert werden und Nagelablösung wird gelindert.

P – Aloe Vera reduziert Schmerzen in der Pelvis. Es hilft auch gegen Kinderwurm, Prostatitis und Schuppenflechte. Es unterstützt sogar die Bauchspeicheldrüse bei der Insulinproduktion und hilft damit Diabetikern.

R – Aloe Vera wird gegen Rasurbrand, Ausschlag und Strahlenbrand genutzt.

S – Aloe Vera hilft gut bei Sonnenbrand und gegen Dehnungsstreifen, gegen Staphyloinfektionen, Verstauchungen und Stiche. Es lindert Wundsein, Silikonvergiftung, Seborrhö und Sichelzellenkrankheiten.

T – Aloe Vera wird empfohlen bei Tuberkulose, Tonsillitis und Sehnenentzündung; es soll auch Tumore verkleinern.

U – Aloe Vera wird für Geschwürbehandlungen eingesetzt – in Magen und Zwölffingerdarm. Empfohlen auch gegen Nesselsucht.

V – Die Wunderpflanze nützt auch gegen venerisches Wundsein und Krampfadern. Bei venöser Stauung können die Venen der Beine das Blut nicht mehr zum Herz leiten. Die heilenden und entzündungshemmenden Eigenschaften von Aloe Vera helfen auch gegen Vaginitis.

W – Aloe Vera hilft gegen Warzen und bei der Wundheilung jeder Art sowie bei Hauterythemen durch Wind.

X – Verbrennungen durch Röntgenstrahlen werden mit Aloe Vera gelindert.

Y – Hefeinfektionen können mit Aloe Vera behandelt werden.

Z – Zoster (Herpes) kann mit Aloe Vera behandelt werden, eine schmerzhafte Hautkrankheit aufgrund desselben Virus, der auch Windpocken verursacht.

Das ist noch nicht alles, Leute! Über die Gesundheitsvorzüge hinaus bietet Aloe Vera auch noch die Mittel für eine strahlende Haut und glänzende Haare – wie Sie im nächsten Kapitel erfahren werden!

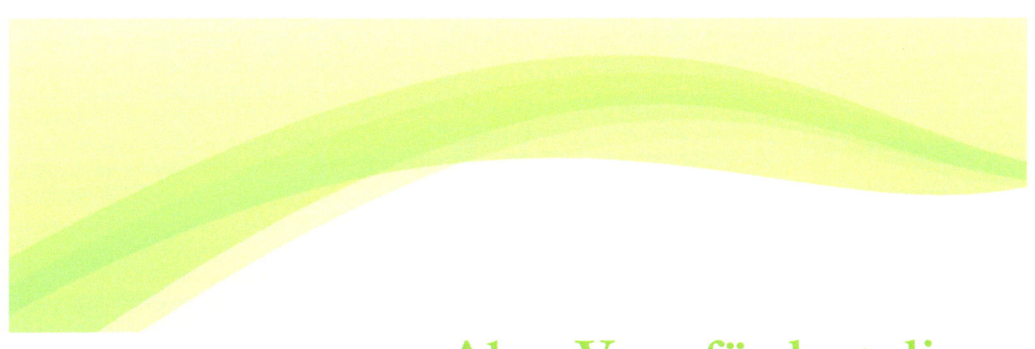

Aloe Vera fördert die Schönheit

Aloe Vera findet man in trockenen Regionen der Erde, in Afrika, Europa, Asien und Amerika. Es gehört zu den Sukkulenten und wird oft als Zierpflanze gezüchtet. Sein botanischer Name ist Aloe barbadensis miller, als Teil der Lilien- und Zwiebelpflanzen. Es ist bekannt wegen seiner vielen Gesundheitsvorzüge und wird seit Jahrhunderten für medizinische Zwecke in allen Teilen der Welt benutzt.

Aloe Vera hat etliche aktive Bestandteile, die sie gesund und medizinisch für mehrere Zwecke verwertbar machen.

Vitamine – Vitamin A, C, E, B12, Cholin und Folsäure sind enthalten. Es hat Antioxidationseigenschaften, die freie Radikale im Körper (die Alterung verursachen) neutralisieren.

Mineralien – Es enthält Kupfer, Magnesium, Kalzium, Chrom, Mangan, Kalium, Zink, Selen und Natrium. Sie stabilisieren den Stoffwechsel, agieren als Antioxidanzien und unterstützen die Funktionsweise der Enzyme.

Enzyme – Die Aloe-Vera-Pflanze enthält mehrere Enzyme wie Amylase, Zellulose, Catalase, alkaline Phosphotase, Lipase, Bradykinase, Aliiase, Karboxypepditase and Peridoxase. Sie alle helfen bei der Zerlegung von Fetten und Zucker; die Bradykinase reduziert starke Hautentzündungen.

Fettsäuren – Lupeol, Beta-Sitosterol, Cholesterin und Campesterin sind vier Basissteroide, die Aloe Vera von Natur aus enthält. Sie haben analgetische, antiseptische und entzündungshemmende Eigenschaften.

Zucker – Die Pflanze enthält Mono- und Polysaccharide. Monosaccharide wie Fructose, Monnos-6-Phosphate und Glukose, mit Polysacchariden wie

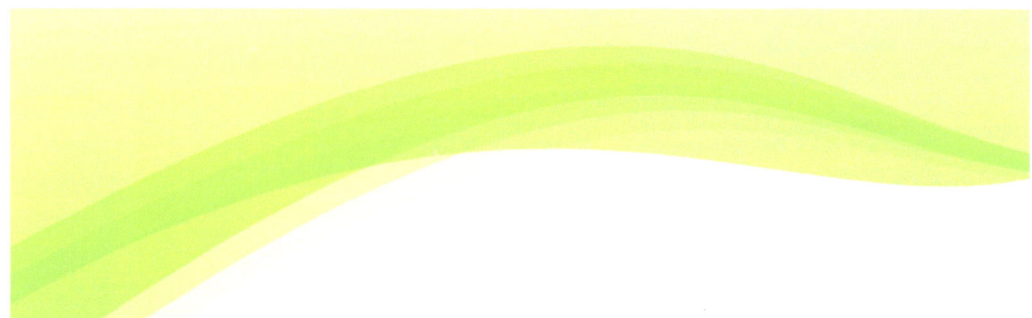

Glukomannan und Polymannose, wurden im Gel-Extrakt von Aloe Vera gefunden. Diese Makronährstoffe benötigt der Körper.

Anthrachinone – Die Aloe-Vera-Pflanze besteht aus phenolischen Komponenten mit abführenden Eigenschaften sowie aus Bestandteilen mit antiviralen, analgetischen und antibakteriellen Eigenschaften.

Aminosäuren – Jede Pflanze enthält 7 wichtige Aminosäuren und 20 von allen Aminosäuren, die der Körper notwendig braucht. Einige dieser Aminosäuren haben antiseptische und entzündungshemmende Funktionen.

Die lange Liste der Vorzüge

Die Vorzüge von Aloe Vera sind fast endlos. Der Extrakt kann für viele Zwecke benutzt werden, z. B. für medizinische und kosmetische Zwecke. Hier ist eine Liste möglicher Vorzüge vom Aloe-Vera-Gel, durch oberflächliche Anwendung oder Einnahme:

- Lindert Hautblasen und Narben von kleineren Verbrennungen

- Wirkt als Sonnenschutz, mildert Sonnenbrand und vermindert starke Bräunung

- Stärkt die Haut gegen Frostbeulen und extreme Kälte

- Glättet Schwellungen und Flecken von Insektenstichen auf der Haut

- Schwächt allergische Hautreaktionen ab

- Hilft gegen Rosazea, Akne und Pickel

- Befeuchtet die Haut und macht sie damit weich und geschmeidig

- Wirkt als Schrubber und Abzieher für das Abziehen toter Haut

- Verbessert Haarqualität und -wachstum durch Einmassieren in die Kopfhaut

- Mindert Magenverstimmung, Verstopfung und Blähungen

- Hilft beim Senken des Blutzuckerspiegels

- Hilft bei der Kontrolle der Cholesterinwerte im Körper

• Wirkt als Entgifter zur Reinigung des Körpers innen und außen, für eine strahlende Haut und eine gute Gesundheit.

Heilt die Haut

Aloe Vera ist wie ein Zaubertrank für die Haut. Das Gel hat viele Eigenschaften, die sie zum exzellenten Mittel gegen viele akute und chronische Hautprobleme machen. Oberflächliche Anwendung hilft bei akuten oder kleineren Problemen wie Verbrennungen und Jucken, während die Einnahme bei chronischen Störungen wie Akne und Hautinfektionen wirksam ist.

Die Anwendung des Gels auf der verbrannten Haut mildert die Folgen auf der obersten Hautschicht, wenn man z. B. ein heißes Gefäß berührt hat. Für stärkere Verbrennungen kann man es mit Cremes oder Vitamin E mischen.

Akne, Pickel, Pickelnarben und Hautflecken jeder Art können mit frischem Aloe Vera behandelt werden.

Narben, Schnitte und Wunden von kleinen Brandwunden können Sie regelmäßig mit dem Gel behandeln, bis sie verschwunden sind.

TIPP: Geben Sie etwas Aloe-Vera-Gel auf eine gesunde Stelle, bevor Sie die Behandlung beginnen, um eine etwaige Allergie auszuschließen.

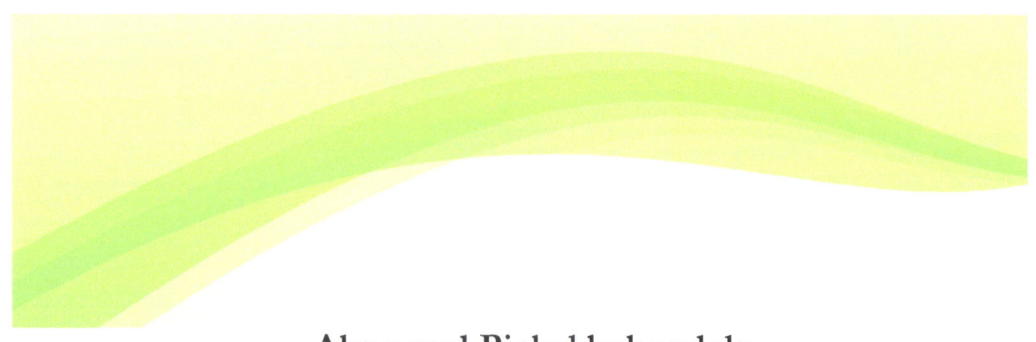

Akne und Pickel behandeln

Reines Aloe-Vera-Gel ist ein extrem hilfreiches Naturmittel gegen Akne, für das Austrocknen von Pickeln und um Akne- und Pickelnarben loszuwerden. Es kann selbstständig oder kombiniert mit anderen Methoden, Cremes und Medikamenten eingesetzt werden.

Je nach Alter und Tiefe der Narben kann es einige Wochen oder Monate dauern, bis die Narben vollständig verschwunden sind. Sie müssen das Aloe-Vera-Gel regelmäßig anwenden; das Gel kann stundenlang auf der Haut bleiben.

Für die optimale Nutzung sollten Sie bei oberflächlichen Anwendungen reines Aloe-Vera-Gel benutzen. Dazu ist es am besten, selbst eine Aloe-Vera-Pflanze zu züchten oder ganze Blätter zu kaufen und das Gel selbst zu extrahieren. Andernfalls suchen Sie hundertprozentige Aloe-Gel-Produkte ohne Parfüm oder Chemikalien.

Macht die Haut heller und verbessert den Teint

Das Aloe-Vera-Extrakt verbessert bekanntlich den Teint. Durch das extrahierte Gel sieht die Haut besser aus und fühlt sich besser an. Es hilft der Haut vielfältig und führt zu einer helleren, klareren Gesichtsfarbe.

Es glättet Narben von Akne, Pickeln und Wunden, die auch direkt behandelt werden können.

• Es hilft, Sonnenbrand zu verhindern und heilt und glättet die Haut schneller, wenn er doch auftritt.

• Es wirkt als Sonnenschutz und verhindert zu starke Bräunung.

• Es kann als Körperschrubber verwendet werden, um Staub, Schmutz und tote Zellen an der Hautoberfläche zu entfernen.

- Bei täglicher Anwendung befeuchtet es die Haut und halt sie geschmeidig, weich und glatt.

Alle diese Vorzüge verbessern den Zustand Ihrer Gesichtshaut und Sie sehen jünger aus und fühlen sich jünger. Der natürliche Pflanzenextrakt mit medizinischem Effekt ist nur bei regelmäßiger Anwendung wirksam.

Reduziert Entzündungen und Rötungen

Aloe-Vera-Gel hat einige Komponenten mit entzündungshemmenden Eigenschaften. Diese wirken zusammen und mildern Jucken, Irritationen und Entzündungen der Haut. Durch die Reduzierung von Entzündungen wird auch die Rötung verringert, sodass Ihre Haut normal aussieht und empfunden wird.

Da das Aloe-Vera-Gel ein natürlicher Pflanzenextrakt ist, hat es normalerweise keine Nebenwirkungen. Trotzdem sollten Sie beim ersten Mal einen kleinen Hauttest machen, um eine Allergie auszuschließen.

Das Aloe-Vera-Gel beruhigt die Haut, mildert Röte und Entzündung, kühlt die Hautoberfläche und halt die Haut feucht, sodass Irritationen und Austrocknen reduziert werden. Bei kleinen Entzündungen erfahren Sie sofortige Linderung. Für eine langfristige Lösung müssen Sie bedenken, dass Entzündung und Rötung nur Symptome sind – Sie sollten also die Ursachen dafür feststellen.

Heilt Sonnenbrand und reduziert Dehnungsstreifen

Dehnungsstreifen können an verschiedenen Körperstellen aus vielen Gründen entstehen:

- Pubertät

- Plötzlicher oder exzessiver Gewichtsverlust

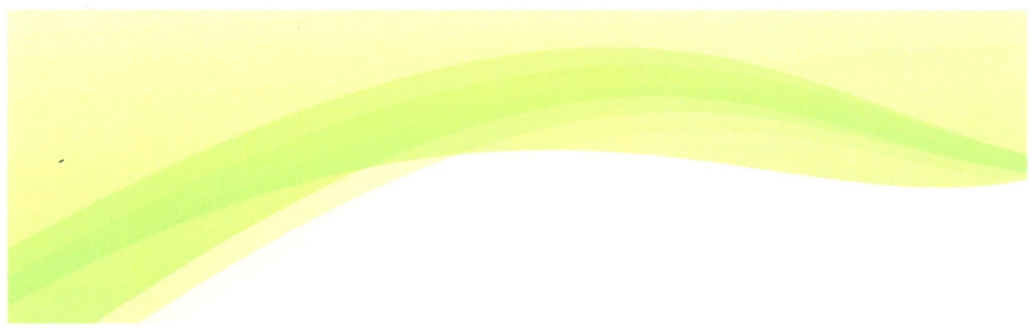

- Schwangerschaft

- Exzessiver Gebrauch von Hautcremes

Sie können auch genetische oder gesundheitliche Ursachen haben.

Sonnenbrand ist allerdings durch zu viel Sonnenstrahlung bedingt. Er betrifft die Epidermis, die äußere Hautschicht, während Dehnungsstreifen durch Vernarbung der Dermis entstehen, der inneren Hautschicht, die man von außen sehen kann. Das Aloe-Vera-Extrakt kann die Beruhigung der sonnenverbrannten Haut fördern, indem er sie kühlt und befeuchtet. Er hilft auch bei der Heilung der Haut, indem er Austrocknung und Juckreiz verhindert. Gegen die tiefer in der Haut befindlichen Dehnungsstreifen hilft die regelmäßige Anwendung des Gels, die Streifen allmählich einzuebnen und die Haut gleichmäßiger zu formen.

Macht die Haut fester

Beim Älterwerden wird die Haut schlaffer und Sie sehen vermutlich weniger konturiert aus als in jüngeren Jahren. Das gilt für die Gesichtshaut und wohl auch die Körperhaut. Wenn die Erschlaffung stark ist, kann sie sogar die Kleidungsgröße betreffen. Erschlaffung ist ein natürlicher Prozess, der trotz regelmäßigem Training und guter Fitness vorkommt. Bei manchen sind Falten und Erschlaffung auch starker genetisch bedingt.

Wenn Sie Naturmittel ohne Nebenwirkung und bei oberflächlicher Anwendung gegen schlaffe Haut suchen, sollten Sie Aloe-Vera-Gel-Extrakt ausprobieren. Das Gel verstärkt die Kollagenproduktion der Haut. Kollagen ist ein natürliches Protein, das die Haut straff und fest hält. Machen Sie selbst einen Allergietest, bevor Sie es auf größeren Hautflächen anwenden.

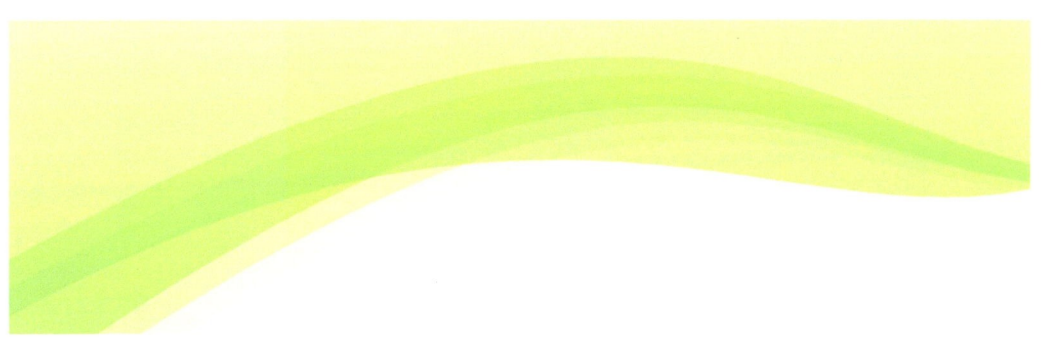

Naturfeuchte für trockene Haut (macht die Füße babyweich)

Trockene Haut kann viele Ursachen haben. Sie kann natürlich bedingt sein oder durch einen plötzlichen Klimawechsel, eine Hautinfektion wie Ekzeme oder Schuppenflechte, als Reaktion auf Sonne und Wind usw. entstehen. Sie kann natürlich ein Symptom oder ein Nebeneffekt einer Infektion bzw. einer Störung sein.

Aloe Vera hilft gegen trockene Haut, ob sie naturbedingt oder als Symptom auftritt. Wenn sie ein Symptom ist, kann Aloe Vera die Trockenheit mindern, bis die Ursache der Trockenheit behandelt und geheilt ist. Wenn sie natürlich ist, sorgt Aloe Vera für mehr Feuchtigkeit, sodass die Haut weich und geschmeidig bleibt.

Wenn Sie trockene, rissige Fersen haben, kann Aloe Vera Wunder bewirken – Ihre Füße sehen schöner aus und fühlen sich babyweich an.

Verhindert dunkle Ringe unter den Augen

Dunkle Ringe unter den Augen sind verbreitet, bei Erwachsenen jeden Alters und Geschlechts. Es gibt mehrere Gründe für dunkle Ringe. Sie können erblich sein, vor allem bei Kindern. Andere Ursachen sind zu wenig Schlaf, exzessiver Schlaf, Anämie, Stress, Augenprellungen, zu viel Sonne, Hautverfärbung, Allergien und altersbedingte Hautverdünnung unter den Augen u.v.a. Wenn sie erblich sind, kann man nicht viel dagegen tun, denn sie treten immer wieder auf. Bei Vorliegen eines anderen Grundes kann eine veränderte Lebensweise, ergänzt durch Aloe-Vera-Extrakt, die dunklen Ringe beseitigen helfen.

Aloe Vera enthält Vitamine, die die Elastizität der Haut verbessern und übermäßiges Melanin beseitigen. Diese Vitamine sind auch in vielen Cremes gegen dunkle Ringe enthalten und sie können diese sowie Falten unter den Augen rasch beseitigen.

Heilt geschwollene Lippen

Geschwollene Lippen können verschiedene Ursachen haben. Sie schwellen an bei zu viel Flüssigkeitsbildung oder durch Entzündungen. Die häufigste Ursache ist eine allergische Reaktion. Hinzu kommen physische Einwirkungen und Verletzungen, Insektenstiche, Sonnenbrand, Austrocknung und übermäßiges Reiben. Es gibt auch gewisse medizinische Bedingungen und Medikamente, die Lippen anschwellen lassen.

Aloe-Vera-Extrakt enthält viele Komponenten, die entzündungshemmend wirken. Reiner Aloe-Vera-Extrakt (Saft, Haut oder Gel) kann direkt auf geschwollene Lippen gegeben werden, bis er trocknet. Da es ein Naturmittel ohne zusätzliche Chemikalien ist, kann es stundenlang oder sogar über Nacht problemfrei auf der Haut bleiben.

Aloe-Vera-Extrakt reduziert Schwellungen durch Linderung der Entzündung und Beruhigung der Haut. Wenn die Schwellung eine konkrete Ursache hatte, muss diese beseitigt werden, um ein erneutes Anschwellen zu vermeiden.

Verhindert häufigen Haarausfall

Haarausfall ist für Menschen jeden Alters und Geschlechts ein Problem. Er kann in jedem Alter und permanent auftreten. Hauptursachen starken und häufigen Haarausfalls sind Stress, Hormonänderungen und –ungleichgewichte, Eiweißmangel, Schuppen, plötzlicher Gewichtsverlust, exzessiver Einsatz von Stylingprodukten, Alterung, Krebstherapien und übermäßige Nutzung von Steroiden. Er kann auch erblich bedingt sein.

Bei starkem Haarausfall kann das Aloe-Vera-Extrakt hilfreich sein. Es hat aktive Komponenten zur Beruhigung der Haut. Das Extrakt befeuchtet auch die Kopfhaut. Regelmäßige Anwendung auf dieser reduziert Trockenheit, Entzündungen und Juckreiz, hält die Kopfhaut feucht, kühlt die Haut und liefert Haarfollikel mit Nährstoffen, die die Haare gesund und stark machen. Alles das zusammen reduziert die Ausdünnung sowie den Haarverlust und lässt Ihre Haare gesund, stark und glänzend aussehen.

Behandelt Juckreiz und Entzündungen auf der Kopfhaut

Die Kopfhaut wird nicht so stark der Sonne und den Elementen ausgesetzt wie andere Körperteile, weil sie normalerweise von Haaren bedeckt ist. Ihre Kopfhaut kann auf äußere oder innere Veränderungen sensible reagieren und durch verschiedene Ursachen irritiert oder entzündet sein. Schuppen, Porenverstopfung durch starke Sekretion von Öl, Hitze und Schweiß, Austrocknung oder Juckreiz können die Kopfhaut entzünden und reizen.

Das Aloe-Vera-Gel und -Extrakt haben etliche Ingredienzien mit entzündungshemmenden Eigenschaften. Regelmäßige oberflächliche Anwendung vom Aloe-Vera-Extrakt reduziert Entzündungen sowie Trockenheit und mildert Juckreiz auf der Kopfhaut.

Sie können den Aloe-Vera Saft oder -Gel direkt in die Kopfhaut einmassieren. Benutzen Sie dabei Ihre Fingerspitzen. Seien Sie vorsichtig und drücken Sie nicht zu fest auf die Kopfhaut. Vielleicht kann Ihnen dabei jemand helfen, dann geht es noch besser!

Behandelt und verhindert Schuppen

Schuppen sind für viele Menschen ein Problem. Einige Ursachen sind trockene Kopfhaut, Pilzinfektionen, trockenes Klima, übermäßige oder zu geringe Sekretion von Hautölen usw. Stress und Ernährungsdefizite können das Schuppenproblem vergrößern. Die Kopfhaut kann sich entzündet anfühlen, wenn sie sehr juckt und gereizt ist. Obwohl es nicht wirklich schlimm ist, können Jucken und Reizung zu einem peinlichen Vorgang werden, vor allem in der Öffentlichkeit.

Wenn Sie ständig Schuppenprobleme haben, sollten Sie Aloe Vera als Gegenmittel versuchen. Das Aloe-Vera-Extrakt wirkt entzündungshemmend und beruhigt die Kopfhaut. Er befeuchtet die Haut und reduziert den Juckreiz sowie die Reizung, die auf extremer Austrocknung basieren. Er vermindert das Pilzwachstum und die starke Sekretion von Hautölen und reduziert damit zugleich die Schuppen.

Wirkt als natürlicher Haarverstärker

Wer etwas längere Haare hat, weiß wie aufwendig es ist, damit jeden Tag gut auszusehen. Haare können kraus und unfrisierbar werden, durch Staub und Schmutz, Wind oder Trockenheit. Haare können austrocken, aufgrund von Dehydrierung, Schuppen und Mangel an Hautölen in der Kopfhaut. Trockene Haare sind kaum zu frisieren und verknoten sich leicht, sodass Sie ungepflegt und heruntergekommen aussehen. Wenn Ihre Haare oft austrocknen und Sie Conditioner mögen oder keinen Conditioner finden, der wirklich hilft, sollten Sie Aloe Vera ausprobieren.

Aloe-Vera-Extrakt bietet eine sehr gute, natürliche Hydrierung Ihrer Haare. Der Extrakt enthält außerdem Vitamine, die die Haare ernähren und gesünder machen. Bessere Hydrierung und Ernährung stärken die Haare natürlich und machen sie glänzend und gesund.

Erneuert die natürliche Stärke und Schönheit der Haare

Wenn Ihre Haare nicht richtig hydriert sind, sehen sie trocken aus. Schuppen, zu viel oder zu wenig Ölsekretion, Staub, Schmutz, Schweiß und Klimawandel können Ihre Haare negativ beeinflussen. Ernährungsdefizite und Stress können ebenfalls Haaren und Kopfhaut schaden. Ihre Haare können dadurch stumpf und leblos aussehen, schwach und brüchig werden. Wie können Sie Haare und Kopfhaut mit natürlichen Mitteln erneuern? Aloe-Vera-Extrakt ist ein hervorragendes Naturmittel, um stumpfes, lebloses Haar zu behandeln. Der Extrakt befeuchtet die Kopfhaut stark, genauso den Haarschaft. Bessere Befeuchtung macht Ihre Haare locker und glatt.

Der Extrakt hat außerdem entzündungshemmende Qualitäten, die die Kopfhaut beruhigen und Juckreiz sowie Schuppen reduzieren. Er enthält auch Vitamine und Mineralien, die Kopfhaut und Haargesundheit stärken.

Massieren Sie das Aloe-Vera-Extrakt regelmäßig in die Kopfhaut oder verwenden Sie es als Conditioner, der Ihre Haare schön und gesund macht.

Als perfekte Haarspülung

Haarwäsche allein reicht oft nicht aus. Ihr Haar kann trotzdem trocken, verknotet, kraus und unfrisierbar bleiben. Shampoo kann das Haar stressen und wichtige Hautöle aus Haaren und Kopfhaut ziehen, sodass Haarschaft und Kopfhaut nicht feucht und weich genug erscheinen. Wenn Sie den falschen Conditioner verwenden, bleiben diese Probleme auf Dauer und bestimmen, wie Ihre Haare aussehen und sich anfühlen.

Wenn Sie eine Haarspülung suchen, die Ihre Haare befeuchtet und weich macht, sollten Sie Aloe-Vera-Extrakt ausprobieren. Der Extrakt ist stark hydrierend und ernährt die Haare. Es ist ein Naturextrakt ohne sonstige Chemikalien, Sie können Ihr Haar damit spülen und ihn den ganzen Tag problemlos im Haar lassen. Er bildet eine Schutzschicht für den Haarschaft und hält Staub und Schmutz weg, während die Kopfhaut feucht, genährt und kühl bleibt.

Repariert trockenes und beschädigtes Haar

Haare reagieren auf Veränderungen im Körper und in der Umwelt. Ungleichgewichte oder plötzliche Änderungen interner oder externer Bedingungen können dem Haar schaden und es trocken, stumpf und leblos aussehen lassen. Trockenes Klima, starke Sonnenstrahlung, Dehydrierung, Nahrungsdefizite und Stress können die Haargesundheit beeinträchtigen. Schwimmen in Chlorwasser kann dem Haar wichtige Öle entziehen und es ebenfalls stumpf und leblos aussehen lassen.

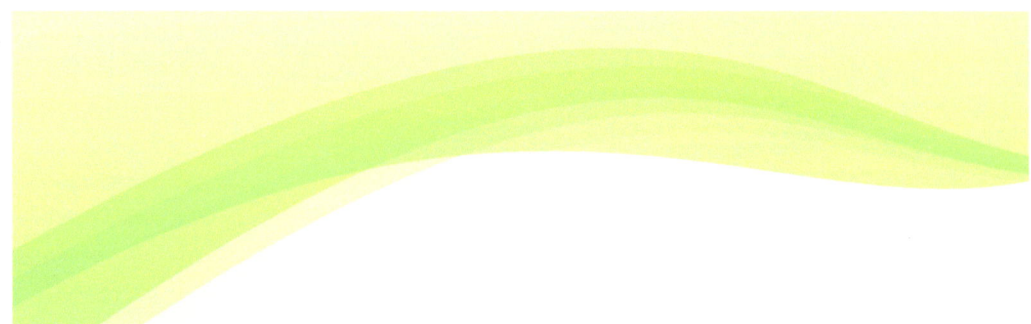

Aloe-Vera-Extrakt kann Ihrem Haar Schutz gegen äußere Umweltfaktoren bieten und auch bei inneren Faktoren helfen. Der Extrakt hilft, Haarschaft und Kopfhaut zu hydrieren und liefert wichtige Vitamine und Mineralien für die Kopfgesundheit. Die Verwendung als Conditioner oder Spülung nach dem Shampoo bildet eine Schutzschicht auf dem Haar. Dadurch wird die Kopfhaut gekühlt und das Haar gegen Staub und Umweltschmutz geschützt.

Behandlung von Alopezie

Alopezie ist eine medizinische Störung, bei der das Immunsystem des Körpers Haarfollikel so angreift, als würde es eine körperliche Infektion attackieren. Das führt zu einem plötzlichen Haarausfall, größeren haarlosen Stellen und starkem Haarverlust im Lauf der Zeit. Junge Erwachsene und Teenager sind von Alopezie häufiger betroffen, aber es kann auch andere Altersgruppen treffen. Teilweise Alopezie bedeutet plötzlichen Haarausfall, während genetisch bedingte Alopezie zu männlicher Glatzenbildung führt und langsamer abläuft. Aloe Vera enthält Komponenten, die bekanntlich die Funktionsweise des Immunsystems regeln und normalisieren.

Durch sein Einmassieren in die Kopfhaut wird das Immunsystem motiviert, die Haarfollikel nicht anzugreifen und so keinen Haarausfall zu verursachen. Der Extrakt enthält auch eine Anzahl aktiver Ingredienzien und Nährstoffe, die Kopfhaut und Haargesundheit erneuern. Dadurch kann Ihr Haar schneller wachsen, nachdem die Alopezie behandelt wurde. Er kann auch dafür sorgen, dass Ihre Haare gesünder werden, weniger brüchig und leuchtender.

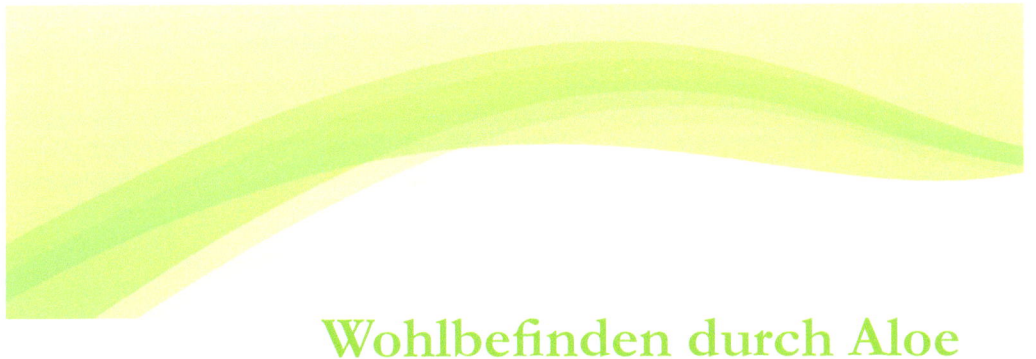

Wohlbefinden durch Aloe Vera

Einleitung

Meistens denkt man bei Aloe Vera an einfache oberflächliche Anwendungen wie Sonnenbrand oder Akne, aber es hat noch viele andere Qualitäten. Viele wissen, dass man es für kleinere Verbrennungen, Wunden, Narben, Haarausfall, Schuppen, Reinigung, Entzündungen und Rötungen, Feuchtigkeitssicherung und ähnliche Probleme verwenden kann. Es macht die Haut geschmeidig, feucht und glatt.

Aber nur wenige wissen, dass Man Aloe Vera auch einnehmen kann, in verschiedenen, sicheren und schadstofffreien Formen. Warum? Weil der Extrakt als Saft oder Gel viele Mikro- und Makronährstoffe enthält, die für den Körper optimal sind.

Aloe-Vera-Extrakt enthält Vitamine, Mineralien, Aminosäuren, Zucker und andere Nährstoffe sowie Enzyme und Anthrachinon. Diese aktiven Komponenten halten Haut und Körper gesund, verbessern die Gehirnleistung und stärken das Immunsystem.

Direkt unter der Außenschicht des Blattes jeder Pflanze befindet sich eine gelartige durchsichtige Substanz. Dieses Gel lässt sich leicht herauspressen oder -schneiden. Es ist etwas klebrig und glitschig und hat einen leicht bitteren Nachgeschmack. Der grüne Teil des Blattes enthält Saft, den man durch Druck auf die innere Fläche des Blattes herauspressen kann, wenn das Gel entfernt wurde.

Hier finden Sie einige überraschende und erstaunliche Möglichkeiten, wie Aloe Vera Sie geistig und körperlich gesund halten kann:

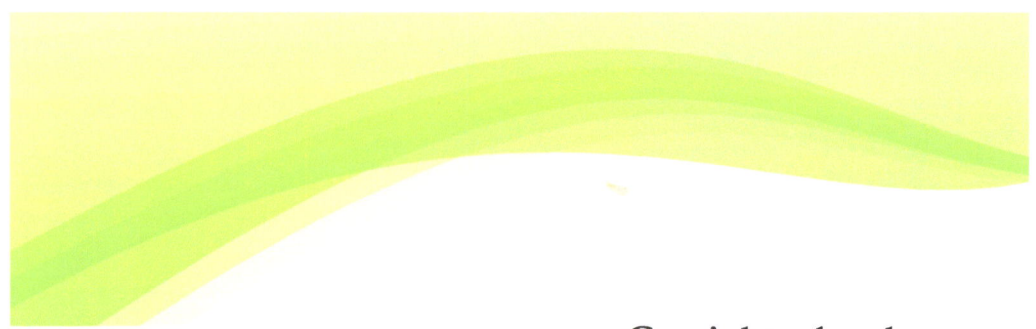

Gewichtsabnahme

Übergewicht ist heutzutage weltweit eins der größten Probleme. Es kann etliche Gesundheitsprobleme verursachen wie Knie- und Hüftbeschwerden, Diabetes, hohe Cholesterinwerte, Arterienverkalkung, Kurzatmigkeit, eingeschränkte Mobilität und mangelndes Selbstbewusstsein.

Obwohl viele Übergewichtige dieses Problem aufgrund ihres Lebensstils oder verfehlter Ernährung bzw. anderer Verhaltensweisen haben, kann es auch andere Ursachen dafür geben. Einige medizinische Konditionen, Behandlungen oder Medikamente können ebenfalls plötzlich und exzessiv Übergewicht verursachen.

Unabhängig von den Ursachen ist es immer eine große Aufgabe, nach vielen Jahren das Gewicht wieder zu normalisieren und nach der Gewichtsabnahme auf einem gesunden Niveau zu halten. Viele absolvieren extreme Diäten oder schwierige Operationen und riskieren fürs Abnehmen ihre Gesundheit – durch ungeprüfte und zweifelhafte Prozeduren.

Wie wäre es dagegen mit einem natürlichen und gesunden Weg zum Abnehmen, ohne Nebenwirkungen, ohne Gesundheitsrisiken oder drastische Eingriffe? Es gibt ein Naturmittel, mit dessen Hilfe man seit Jahrhunderten auf gesunde Weise abnehmen kann: Aloe Vera.

Wie Aloe Vera beim Abnehmen hilft:

1.   Es beschleunigt den Stoffwechsel, sodass Fette und Kohlenhydrate schneller und besser verbrennen und weniger im Körper gespeichert werden.

2.   Es enthält Kollagen, ein wichtiges Protein für die Muskelbildung. Der Körper setzt viel Energie für die Kollagenassimilation ein. Daher verstärkt es die Muskelhärte während des Abnehmens.

3.   Es enthält wichtige Vitamine & Mineralien, die den Stoffwechsel beschleunigen, verstärkt die Nahrungsaufnahme und die Verdauungsdrüsen.

4.   Es wirkt abführend und darmbewegend, sodass Verstopfung, Übelkeit und Blähungen entfallen.

5.   Es hilft bei der Zuckerabsorption und –verdauung. Dadurch wird der Blutzuckergehalt kontrolliert und Sie fühlen sich satter, sodass Sie letztlich weniger essen.

Wenn sie Aloe Vera einnehmen, informieren Sie sich vorher über die genießbaren Formen. Für Oberflächenanwendungen können Sie jeden Extrakt benutzen.

Das Gel können sie direkt einnehmen, mit Honig oder Zitronensaft bzw. anderen Gemüse- oder Fruchtsäften. Bei direkter Einnahme von der Pflanze sollte es frisch vom Blatt extrahiert sein. Die Einnahme direkt vor einer Mahlzeit oder morgens nach dem Aufstehen bringt die besten Ergebnisse durch Aloe Vera.

Aloe Vera sieht wie ein Kaktus aus, gehört aber zu den Sukkulenten und ist Teil der Liliengewächse. Es gibt über 200 Arten von Aloe Vera, die alle ähnlich aussehen, sich aber nach Eigenschaften, Geschmack und Ingredienzien unterscheiden; dabei ähneln sich die allgemeinen Qualitäten und Komponenten stark. Weniger als 10 Arten sind für den Menschen genießbar. Aloe-Vera-Gel gilt als bestes Mittel zur Einnahme und Anwendung.

Körperliche Fitness

Die Verbrennung von Zucker, Kohlenhydraten und Fetten produziert Energie. Durch vermehrte Verbrennung dieser Stoffe entsteht mehr Energie. Alter, medizinische Bedingungen, Stress oder Übergewicht können die für Alltagsaktivitäten vorhandene Energiemenge vermindern.

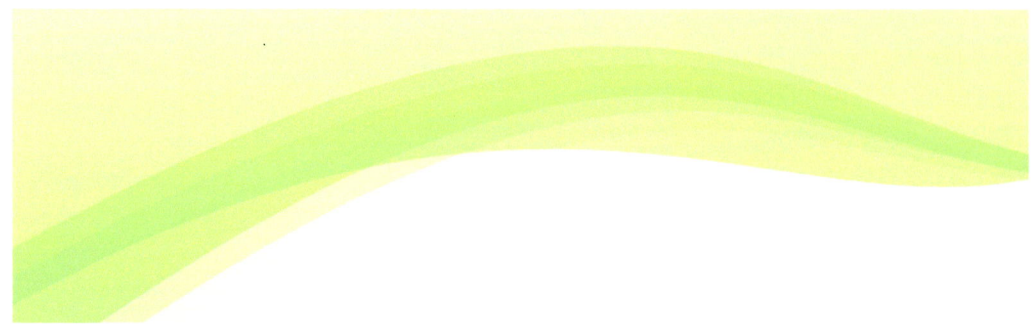

Aloe Veras aktive Ingredienzien können den Stoffwechsel im Körper beschleunigen. Beschleunigter Stoffwechsel bedeutet, dass Ihr Körper mehr Energie produziert und Sie sich lebendiger und aktiver fühlen. Aloe Vera reduziert Stress, das Gewicht und Symptome medizinischer Bedingungen, die Ihr Energieniveau senken können. Dadurch verstärkt es die Vitalität, Sie fühlen sich lebendiger und haben im Alltag mehr Energie, sodass Sie weniger ermüden.

Entgiftung

Durch Entgiftung wird Ihr Körper von unerwünschten Chemikalien und schädlichen Stoffen gereinigt. Sie befreit den Körper von exzessiven Alkohol- und Drogenmengen, Cholesterin und Abfallstoffen. Sie reinigt die Leber, das Lymphsystem und das Blut, steuert den Säurerückfluss sowie Verdauung und Abführung u.a. Bereiche. Strahlende Haut und glänzende Haare sind Folgen gut funktionierender Entgiftung.

Aloe Vera ist ein gutes Entgiftungsmittel. Es enthält wichtige Vitamine und Mineralien sowie Enzyme und Kollagene, die den Körper von innen her reinigen, sodass Sie eine weiche Haut, einen gesunden Körper und glänzendes Haar bekommen. Der Extrakt wirkt mild abführend, fördert die Darmbewegung und vermindert Blähungen, Verstopfung und Übelkeit. Er stärkt die Abwehrkräfte, sodass Sie weniger infektionsanfällig sind.

Anti-Aging

Altern ist ein natürlicher Prozess, der den Körper verändert. Er kann Falten, schlaffe Haut, geringere Muskelkraft bedingen und die gesamte Körperstruktur verändern. Hautfalten und –schlaffheit lassen Sie evtl. durch ein Doppelkinn älter aussehen, sodass der Körper und das Gesicht die Konturen verlieren.

Aloe Vera hilft, Falten, Fältchen, schlaffe Haut und Muskelverlust zu vermeiden. Es enthält Vitamin A, B12, C und E sowie Cholin und Folsäure, die alle gegen freie Radikale arbeiten. Freie Radikale sind die Chemikalien, die sichtbare Altersanzeichen in die Haut einbringen.

Aloe Vera enthält außerdem Kollagen, ein wichtiges Protein für die Bildung von Muskeln. Es festigt und stärkt die Haut, macht sie fester und weniger schlaff – wie den gesamten Körper, durch die Stärkung der Muskelkraft.

Adaptogen

Ein Adaptogen ist eine natürliche Substanz, meistens ein Kraut, das sich positiv auf den Körper auswirkt und alle vitalen Systeme und Organe des Menschen stärkt, ohne wesentliche Nebeneffekte. Aloe Vera wird als ein Adaptogen bezeichnet, weil sie die Körperfunktionen ohne längerfristige Nebenwirkungen verbessert.

- Kontrolle des Blutzuckergehalts.

- Stärkung des Immunsystems.

- Gesunderhaltung des Gehirns.

- Verhinderung von Cholesterinanstieg in Herz und Adern.

- Sicherung der Funktion einiger Körperdrüsen.

Das es verschiedene Körpersysteme ohne größere Nebeneffekte positiv beeinflusst, ist es weltweit für Oberflächenanwendungen und zur Einnahme sehr beliebt. Als Adaptogen ist es ideal für verschiedene medizinische und kosmetische Zwecke.

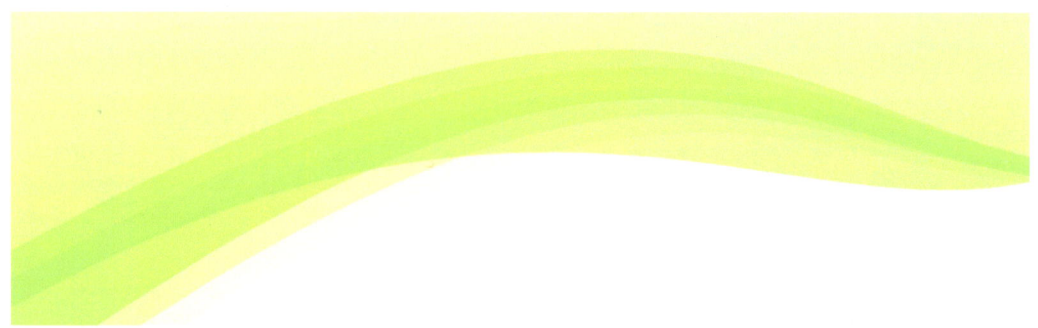

Reduziert Stress, verbessert das Wohlbefinden

Stress ist eine Hauptursache für viele heutige, akute und chronische Krankheiten. Er kann hohen Blutdruck, Diabetes, Muskelschmerzen, Migräne, Haarausfall verursachen und Schilddrüsenprobleme bedingen. Lange Arbeitszeiten, übermäßige Hausarbeit und zu versorgende Kleinkinder können stressig sein. Sie sollten sich am Ende des Tages entspannen und von Schmerzen und Leiden befreien, damit Sie gut schlafen und jeden neuen Tag frisch und erholt beginnen.

Sie können den Aloe-Vera-Extrakt als Eiswürfel einfrieren. Durch den hohen Wassergehalt lässt sich der Extrakt leicht einfrieren. Alternativ können Sie den Extrakt mit Wasser mischen und auf einem Tablett einfrieren. Diese Eiswürfel können Sie als Kompressen oder für eine Massage von Stirn und Schultern nach langen Arbeitstagen verwenden. Die Kälte entspannt die Muskeln und Aloe Vera glättet, befeuchtet und lindert Entzündungen und Schmerzen.

Wie Sie Aloe Vera in Ihr Leben integrieren

Aloe Vera gilt vielen als eine magische Mischung, eine Pflanze mit unglaublich vielen Vorzügen. Es ist kosmetisch und medizinisch wertvoll. Sein Extrakt kann als Saft oder Gel eingenommen werden. Man kann den reinen Extrakt kaufen oder als Creme bzw. Lotion, in der reiner Aloe-Vera-Extrakt enthalten ist. Es kann helfen, Narben zu entfernen, Schuppen zu reduzieren, die Haut zu befeuchten, den Darm zu fördern, das Blut zu reinigen, die Abwehrkräfte zu stärken, Verbrennungen und Entzündungen zu lindern und viele andere Zwecke zu erfüllen.

Wenn Sie Aloe Vera und seine natürlichen Gesundheitsvorzüge mögen, aber über seine Integration in Ihren Alltag unsicher sind, so finden Sie hier einige Hinweise, wie Sie es ganz einfach in Ihre täglichen Schönheits- und Gesundheitsmaßnahmen einbauen können.

Als Make-up-Entferner

Make-up-Entferner enthalten oft viele Öle, die beim Make-up-Entfernen die Poren verstopfen können. Die empfindliche Haut um den Augen und Lippen kann Störungen und Akne bekommen, wenn die Entferner zu viel Öl enthalten.

Aloe-Vera-Extrakt ist weicher und natürlicher. Geben Sie ihn mit einem Baumwollbällchen auf den Bereich um Ihre Augen und wischen Sie ihn nach dem Trocknen langsam ab. Er entfernt Ihr gesamtes Make-up und hinterlässt durch das Reinigen und Befeuchten eine weiche, geschmeidige, unverstopfte, saubere Haut.

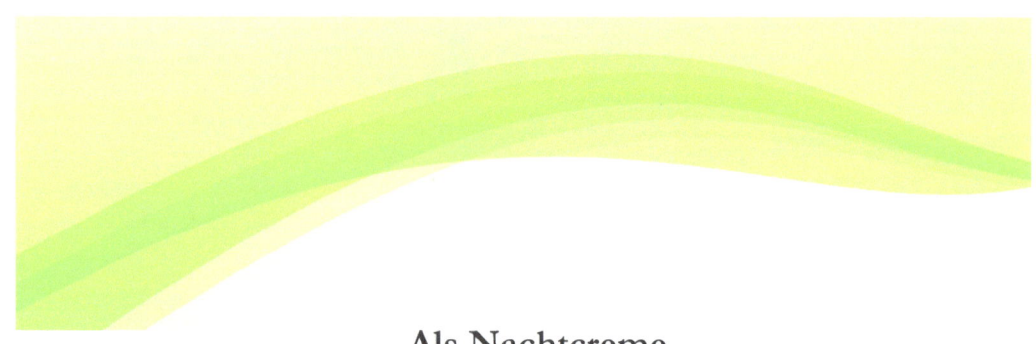

Als Nachtcreme

Nachtcremes sollen mild sein, weil sie über Nacht auf der Haut bleiben. Sie kommen aufs Gesicht mit seiner im Vergleich zum Körper dünneren und empfindlicheren Haut. Aber die meisten Nachtcremes enthalten Parfüm oder Chemikalien, die der Haut mehr schaden können als nutzen.

Ersetzen Sie Ihre normale Nachtcreme durch Aloe-Vera-Extrakt. Sie können das Gel in die Gesichtshaut reiben oder es mit Ihrer Nachtcreme mischen. Aloe-Vera-Extrakt befeuchtet die Haut, entfernt Narben und macht die Haut weich und geschmeidig. Es reduziert Falten und schlaffe Stellen, sodass Ihre Haut jeden Morgen fest und glänzend ist.

Als Rasiercreme

Die meisten Rasiercremes enthalten viele synthetische Chemikalien und Stoffe, die Ihrer Haut auf Dauer schaden können. Sie trocknen die Haut aus und machen Sie nach jeder Rasur hart und trocken.

Aloe-Vera-Gel als Rasiercreme hilft auf vielfältige Weise. Es ist weich und glatt, sodass Sie sich leicht rasieren können, ohne die Klinge auf die Haut zu drücken – Sie vermeiden Verletzungen und Verbrennungen. Es enthält über 90 Prozent Wasser, d. h. es ist mild und hält die Haut nach der Rasur feucht. Verwenden Sie reines Aloe-Vera-Gel ohne irgendwelche Zusätze.

Als Brandsalbe

Einer der bekanntesten Zwecke von Aloe-Vera-Extrakt ist die Behandlung von Sonnenbrand. Aloe kühlt und beruhigt sonnenverbrannte Haut. Durch seine Feuchtigkeitsspendung macht es verbrannte Haut weich, sodass sie sich beim Heilen kaum schält.

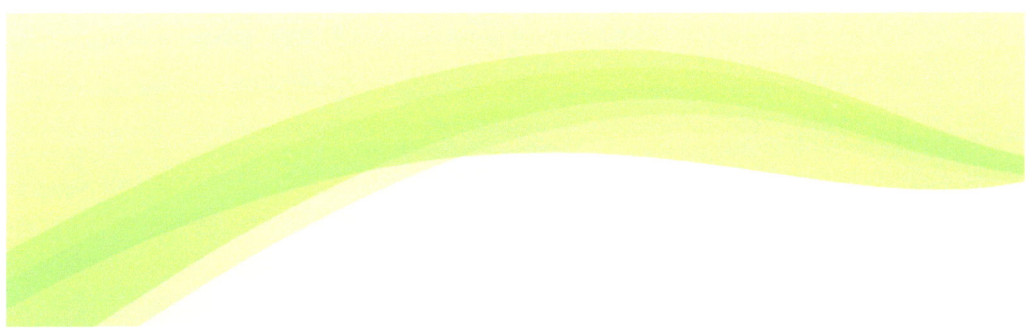

Es hilft auch bei kleinen Verbrennungen durch Streichhölzer oder heiße Gefäße. Es beruhigt verbrannte, entzündete Haut, verhindert größere Blasen und heilt rasch. Seine antiseptischen Eigenschaften verhindern die Infektion von Brandwunden. Es entfernt Schuppen von kleinen Verbrennungen und lindert die Folgen zu starker Bräunung.

Als beruhigende Eiswürfel

Sie können Aloe-Vera-Extrakt als Eiswürfel einfrieren. Diese können Sie zum Kühlen und Befeuchten Ihrer Haut verwenden. Sie entspannen Muskeln und Haut nach einem langen Tag. Mit den Würfeln können Sie auch müde Augen entspannen, vor allem nach Starren auf dem Computer u.a. digitale Geräte. Sie reinigen die Haut, wenn Sie von Staub und Schmutz betroffen war. Massieren Sie Ihre Haut am besten langsam mit diesen Eiswürfeln, mit kreisenden Bewegungen.

Für Gesichts- und Mundreinigung

Aktive Ingredienzien von Aloe Vera haben antibakterielle, antiseptische und entzündungshemmende Wirkung. Aloe-Vera-Extrakt als Gesichtswäsche reinigt und klärt die Poren und verhindert Akne und Pickel. Es beruhigt und befeuchtet die Haut, sodass sich Ihr Gesicht nach dem Waschen mit dem Extrakt sauber, glatt und weich anfühlt.

Aufgrund seiner antiseptischen, antibakteriellen und analgetischen Eigenschaften kann Aloe-Vera-Extrakt auch sehr gut für die Mundreinigung verwendet werden. Er erreicht alle Winkel im Mund, die für die Bürste unerreichbar sind, reinigt die Zähne, das Zahnfleisch sowie leere Zahnhöhlen, reduziert Infektions- oder Zahnextraktionsschmerzen und verhindert orale Infektionen.

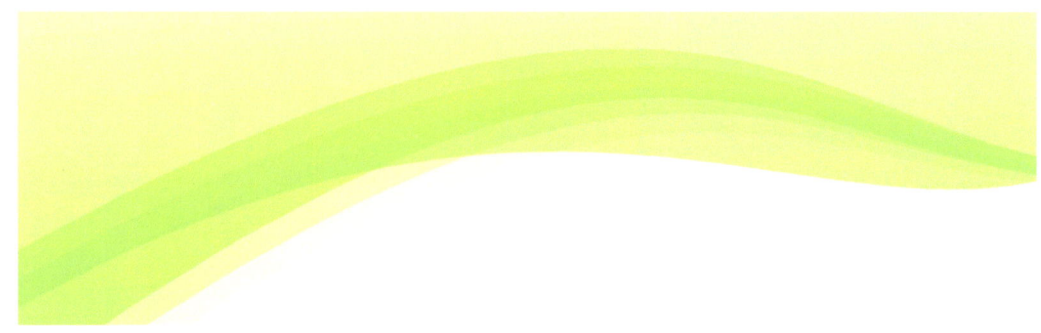

Als Händereiniger

Die Hauptaufgabe von Handreinigern ist die Tötung von Bakterien, Viren und anderen Keimen, die Sie krank machen oder infizieren. Die meisten Handreiniger erreichen das durch die Beifügung von Alkohol. Dieser sterilisiert gut und tötet Bakterien, trocknet aber auch die Hände aus. Handreiniger haben außerdem viele unerwünschte Chemikalien, die Ihnen bei regelmäßiger Nutzung schaden.

Sie können überall hin eine kleine Flasche Aloe-Vera-Extrakt mitnehmen. Durch die Nutzung als Handreiniger bleiben die Hände frei von infektionsverursachenden Keimen und sie sind stets gepflegt und befeuchtet, insbesondere bei regelmäßiger Anwendung.

Als Saft, um Blutzucker, Cholesterin & Triglyzeride zu reduzieren

Aloe-Vera-Saft wird aus der grünen Haut der Blätter gewonnen und mit dem Gel aus den Pflanzenblättern gemischt. Der Saft ist wässrig und durchsichtig. Er ist fast wie Wasser, hat aber eine leicht klebrige Struktur und einen etwas bitteren Nachgeschmack.

Dieser Saft hilft bekanntlich, den Blutzuckergehalt zu kontrollieren, indem die Zellen den Zucker besser absorbieren. Er hat auch einen Reinigungseffekt, indem er das Blut- und Lymphsystem von Giften und Unreinheiten säubert; dazu gehören Cholesterin und Triglyzerid-Ablagerungen in den Arterienwänden. Dadurch werden Verhärtungen und Verstopfungen von Arterien verhindert.

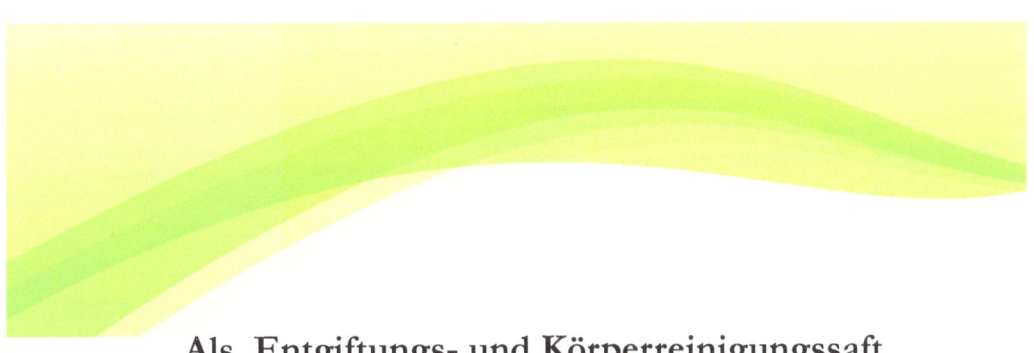

Als Entgiftungs- und Körperreinigungssaft

Aloe Vera hat mild abführende Funktion. Es ist nicht gesund, von Abführmitteln abhängig zu sein, aber man kann den Extrakt gelegentlich einnehmen, um die Darmbewegung zu normalisieren oder um bei Verdauungsproblemen, Verstopfung oder Blähungen zu helfen. Wenn nach einigen Tagen der Einnahme von Aloe Vera das Problem nicht gelöst ist, sollten Sie Ihren Arzt aufsuchen, um die Ursachen feststellen zu lassen.

Sie können es alle paar Monate als Entgiftung für eine generelle Körperreinigung verwenden. Sie können es auch mehrfach pro Woche zu Softgetränken, Gemüse- oder Fruchtsäften hinzufügen. Wenn es Ihnen schmeckt, können Sie Saft oder Gel pur oder mit etwas Honig einnehmen. Sie können es als optimale Entgiftung frühmorgens mit Zitronensaft, Honig und Wasser mischen.

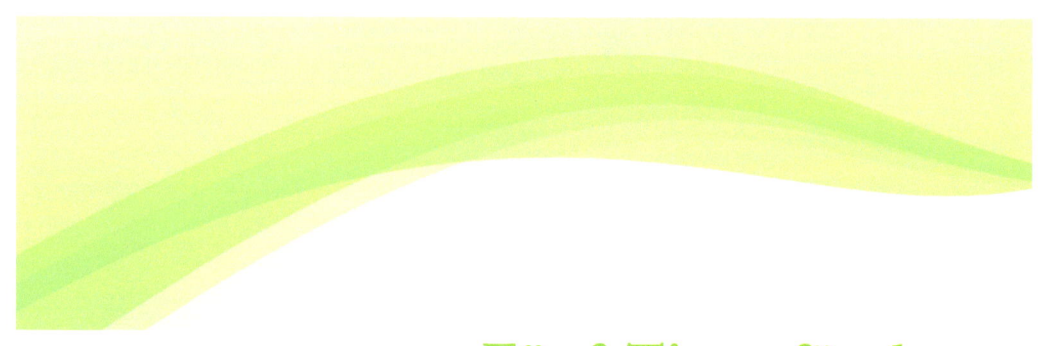

Fünf Tipps für den Einsatz von Aloe Vera

Jetzt sollten Ihnen die unbegrenzten Vorzüge von Aloe Vera klar sein - für Ihre Gesundheit, Ihre Haut und Ihr Wohlbefinden. In diesem Kapitel erläutern wir noch einige (genau fünf) Wege zum Einbau von Aloe Vera in Ihre Ernährung, Ihre Hautpflege und sogar in Ihr Konzept zum Abnehmen!

Aloe-Vera-Saft zu Hause herstellen

Sie kennen schon die Vorzüge des Aloe-Vera-Saftes. Er ist natürlich und reinigt Ihren Körper von innen. Er verstärkt Ihre Energie durch das Ausspülen von Giften. Möchten Sie diesen Wunder-Energiesaft nicht zu Hause herstellen? Ja, das können Sie, in Ihrer eigenen Küche.

• Besorgen Sie sich ein Aloe Barbadensis Miller-Blatt, waschen Sie es und schneiden Sie seine äußere grüne Schale mit einem Messer auf.

• Dann entnehmen Sie den Saft, die glitschige gelbe Schicht über dem Gel. Schälen Sie 1-2 mm der Blatthaut ab, um das Gel zu erreichen.

• Nehmen Sie das Gel aus dem Blatt; es sollte klar sein, ohne klebrigen Saft. Schaben Sie es mit einem Löffel heraus.

• Geben Sie das Gel sofort in einen Mixer und mixen Sie es, bis es zum glatten Brei wird.

• Mixen Sie zwei Servierlöffel des Aloe-Gels mit 250 ml Wasser für ein Glas Aloe-Vera-Saft. Ihr natürlicher, gesunder Aloe-Vera-Saft ist fertig!

Alternativ können Sie zwei Servierlöffel des Gels mit einer Tasse Orangen- oder Grapefruitsaft mischen (zitrusbasierter Saft geht immer). Bewahren Sie den übrigen Aloe-Vera-Saft immer im Kühlschrank auf. Genießen Sie das Getränk einmal am Morgen (mindestens 30 min. vor dem Frühstück) oder abends, drei Stunden vor dem Einschlafen. Wenn Sie Medikamente nehmen, sprechen Sie die Einnahme von Aloe Vera mit Ihrem Arzt oder Naturheilkundler ab.

Wie Sie sich eine Aloe-Hautmaske machen

Aloe Vera nützt Ihrer Haut vielfältig und es wird Ihnen gefallen, wie es Ihrer Haut ein gesundes Leuchten verleiht. Sie können Ihre Haut auf verschiedene Weise mit einer Aloe-Maske behandeln. Der einfachste Weg ist das Einreiben von Aloe-vera-Gel in Ihr Gesicht, während bei anderen Methoden natürliche Ingredienzien mit dem Gel kombiniert werden. Hier einige der einfachsten und wirksamsten:

Aloe-Vera-und-Zitronen-Maske

Diese Maske ist exzellent für Menschen mit öliger oder Akne anfälliger Haut, weil Aloe Vera und Zitrone hervorragend gegen Aknenarben und –flecken wirken. Mischen Sie das Aloe-Vera-Gel (wir haben schon gesehen, wie Sie das Gel vom Blatt entnehmen) mit dem Saft einer halben Zitrone und Ihre Aloe-Vera-Zitronen-Maske ist fertig! Bringen Sie die Mischung auf Ihr Gesicht und waschen Sie es nach 15 Minuten ab. Machen Sie das regelmäßig (ein-bis zweimal wöchentlich) - Ihre Aknenarben werden verschwinden und Ihre Haut wird heller sein.

Aloe- und Honigmaske

Wie Aloe Vera ist auch Honig bekannt für antiseptische Eigenschaften und für die Glättung von Narben und Flecken in der Haut. Er eignet sich für eine beruhigende Maske – hier ist die Anleitung:

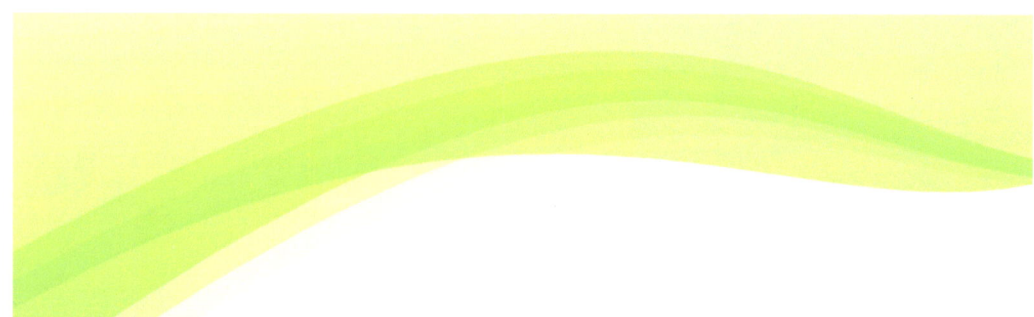

Einen Servierlöffel von Honig und Aloe Vera mischen (bis es zu Paste wird, sodass man es einfacher mischen und anwenden kann). Danach die Maske aufs Gesicht bringen, 20 Minuten drauf lassen und mit warmem Wasser abwaschen.

Aloe, Zucker und Milch

Kombinieren Sie Aloe, Zucker und Milch für eine hautreinigende Maske, die die tote Haut und die Mitesser komplett entfernt. Mischen Sie einen Servierlöffel Zucker mit einem halben Löffel Milch und zwei Löffel Aloe-Vera-Gel. Das können Sie zu Hause machen oder im Ökoladen kaufen. Wenn Sie eine Aloe-Vera-Pflanze haben, trennen Sie den klebrigen Saft vom Gel, bevor sie dieses in den Mixer geben, um die Paste herzustellen. Lassen Sie die Maske 20 Minuten auf Ihrem Gesicht, dann waschen Sie sie ab. Der Zucker schält ihre Haut ab, die Milch befeuchtet und stärkt sie, Aloe Vera beruhigt sie und bringt sie zum Strahlen.

Anti-Aging Aloe-Joghurt-Maske

Nutzen Sie die Anti-Aging Eigenschaften von Aloe Vera und mischen sie es mit Joghurt, der die Haut kühlt. Mischen Sie zwei Servierlöffel Aloe-Gel mit einem Löffel Honig und zwei Löffeln frischem Joghurt. Bringen Sie die kühlende Maske für 30 Minuten aufs Gesicht und Hals, dann abwaschen – Ihre Haut wird frisch und leuchtend sein. Empfehlenswert bei Altersproblemen wie Falten, Fältchen und Altersflecken.

Aloe Vera zu Hause aufbewahren

Sonnenbrand? Aloe Vera hilft. Brauchen Sie eine beruhigende Gesichtscreme? Vergessen Sie die chemische Creme und nehmen Sie stattdessen Aloe-Vera-Gel.

Das gilt auch für Ihre Haare, etwas Aloe-Vera-Gel und Ihre Frisur bleibt stabil. Ist es nicht erstaunlich, dass eine Pflanze so viele Vorzüge hat? Verlassen Sie sich einfach bei fast allen Problemen auf Aloe Vera – vom Abnehmen bis zur Hautpflege. Haben Sie sich gerade einen reinigenden Aloe-Vera-Drink gemischt und fragen sich jetzt, was Sie mit dem restlichen Gel machen können? Kein Problem, Sie können das Gel im Kühlschrank 8-10 Tage lagern. Um es etwas länger zu lagern (und frischen Zitronengeschmack hinzuzufügen), können Sie einige Tropfen Zitronensaft hinzugeben. Wie wäre es mit Aloe-vera-Würfeln? Sie halten sich lange und bieten Abwechslung von normalen Eiswürfeln – frieren Sie einfach das Gel in Eiswürfeltaschen oder –tabletts ein und nehmen Sie die Würfel dann, wenn Sie sie brauchen.

Und wenn Sie Ihr gelagertes Aloe-Vera-Gel 6-8 Monate aufbewahren könnten? Ganz einfach – öffnen Sie Vitamin C- oder E Kapseln (0,2%) und geben Sie den Inhalt mit frischem Aloe-Vera-Gel in einen Mixer. Dadurch bleibt Ihr Aloe-Vera-Gel haltbar, ohne seine medizinischen Eigenschaften zu verlieren. Eine andere Möglichkeit, duftende und lange haltbare Aloe Vera zu bekommen, ist die Mischung mit Ölen wie Lavendel und Rosmarin zu kreieren. Diese Methode ist aber nur sinnvoll, wenn Sie das Gel äußerlich nutzen.

Wenn Sie ein Aloe-Vera-Blatt lagern wollen, hält es sich im Kühlschrank einige Wochen, in einer luftdichten Tasche oder Box jedoch ein halbes Jahr! Aloe-Vera-Saft sollte aber am besten innerhalb einer Woche Lagerung im Kühlschrank verzehrt werden.

Wie man mit Aloe Vera abnimmt

Aloe Vera hilft nicht nur gegen blaue Flecken, es unterstützt auch das Abnehmen. In den Anfangskapiteln haben wir einige Komponenten von Aloe Vera besprochen. Die meisten davon helfen deutlich bei der Gewichtsreduzierung. Die Anti-Oxidantien der Pflanze behindern die Entwicklung von freien Radikalen im Körper. Es verstärkt den Stoffwechsel und kontrolliert den Körpermaß-Index (BMI). Aloe Vera enthält Kollagen und Proteine, die bei der Muskelentwicklung helfen. Vergessen Sie also Blitzdiäten, hier erfahren Sie, wie Aloe Vera Sie beim Abnehmen unterstützt.

• Mischen Sie ein halbes Glas Aloe-Vera-Saft mit einem Frucht- oder Gemüsesaft und Sie bekommen ein erfrischendes, wohlschmeckendes Getränk, das die Gewichtsabnahme fördert! Sie können den Aloe-Vera-Saft auch einfach nur mit Wasser mischen.

• Mischen Sie etwas frisches Aloe-Vera-Gel mit einem anderen Saft als Stoffwechselverstärkung. Als Alternative nehmen Sie eine Aloe-Vera-Gelkapsel, mit derselben Wirkung wie beim Aloe-Vera-Saft.

• Wohlschmeckend und wirksam ist für das Abnehmen auch die Mischung des Gels mit etwas Zitronensaft. Dabei können Sie einen Tropfen Honig hinzufügen, um es zu süßen. Trinken Sie eins dieser Mischgetränke, während Sie mindestens 30 Minuten lang körperlich trainieren – z. B. laufen oder Aerobic – Ihr Gewicht wird rasch abnehmen.

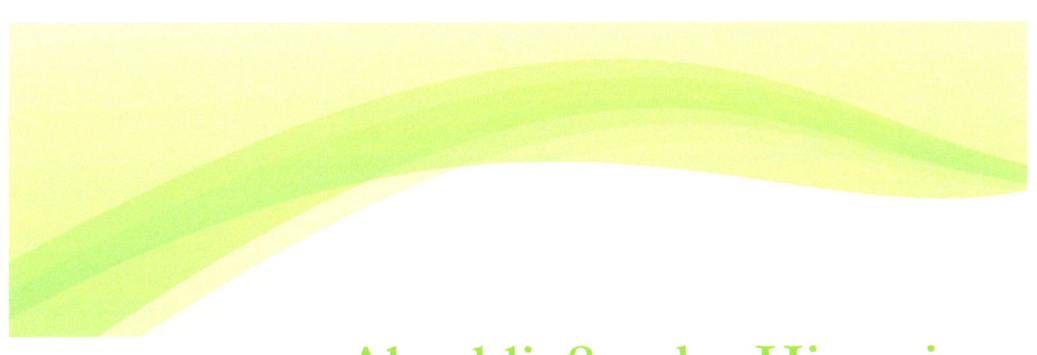

Abschließender Hinweis

Verwenden Sie keine selbstgemachten Aloe-Vera-Produkte, sondern kommerzielle von Experten, um die vollen Vorzüge zu genießen.

Sie können natürlich Aloe Vera frisch von der Pflanze nutzen, aber dann müssen Sie sehr sorgfältig vorgehen. Bei der direkten Entnahme von der Pflanze müssen Sie unbedingt vermeiden, den klebrigen Saft einzunehmen. Der klebrige Saft ist für Menschen nicht geeignet, Sie sollten nur das Gel oder den Saft einnehmen (mit Wasser oder anderen Säften verdünnt). Und wenn das Aloe Vera nicht frisch ist, könnte es seine medizinischen Qualitäten verloren haben, sodass die gewünschten Effekte ausbleiben.

Durch den Kauf bei zuverlässigen Herstellern nutzen Sie hochwertiges, rein natürliches Aloe Vera, ohne irgendwelche Irritationen. Außerdem können Sie als Kunde von vertrauenswürdigen Lieferanten wie Accomplish Now aus einem großen, wertvollen Angebot natürlicher Aloe-Vera-Produkte wählen, z. B. Säfte, Entgiftungsgetränke, Hautpflegeprodukte usw. und ein gesundes Leben führen.

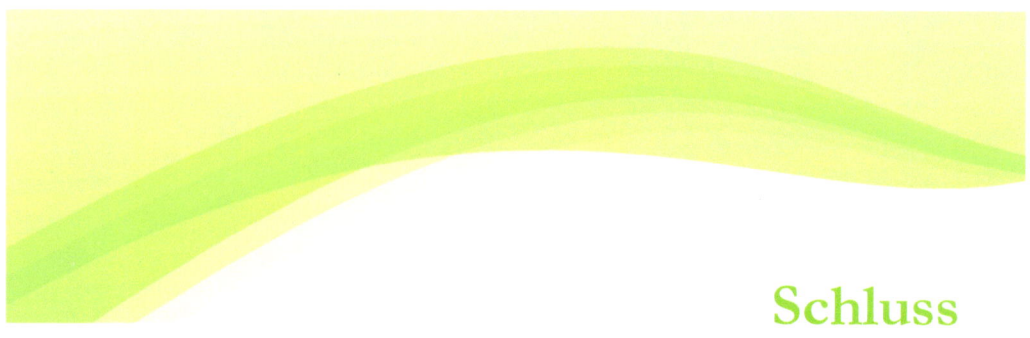

Schluss

Lange bevor moderne Technik wissenschaftliche Forschung ermöglichte, Komponenten isolierte und atomische bzw. subatomische Strukturen der Pflanze und ihres Extrakts analysierte, kannten Menschen die Vorzüge von Aloe Vera. Seit der ägyptischen Zivilisation vor 4000 Jahren wird Aloe Vera in traditioneller Medizin und Schönheitspflege aufgrund seiner zahlreichen gesundheitlichen Vorzüge benutzt. Die Wissenschaft hat bis jetzt erst einige der vielen Qualitäten von Aloe Vera entdeckt.

Aloe Vera enthält über 200 aktive Bestandteile wie Vitamine, Mineralien, Proteine, Aminosäuren u. a. wichtige Nährstoffe für den Körper. Weiterhin hat die Pflanze antiseptische, antivirale, antibakterielle und entzündungshemmende Eigenschaften sowie analgetische Qualitäten, die gegen Schmerzen wirken.

Aloe-Vera-Extrakt ist vor allem in drei Formen erhältlich:

- Saft, der aus dem Innern der Aloe-Vera-Blatthaut entnommen wird.

- Gel, als innerer, durchsichtiger Bereich der Blätter.

- Kapseln, die getrockneten Saft- oder Gelextrakt enthalten.

Aloe Vera wächst in fast jedem Klima, braucht nur wenig Pflege und gehört zu den wenigen Pflanzen, deren Extrakt Sie ohne spezielle Hilfsmittel einfach zu Hause entnehmen können. Das Gel können Sie leicht mit einem Löffel oder Messer aus einem aufgeschnittenen Aloe-Vera-Blatt schaben. Dann ist es als Gel oder gemischt als Saft verwendbar. Für eine optimale Wirkung sollte es sofort nach Entnahme eingenommen werden. Sie können es auch leicht in Ihre tägliche Gesundheits- und Schönheitspflege einbauen.

Aloe-Vera-Extrakt fördert Ihre Gesundheit durch bessere Verdauung, schnelleren Stoffwechsel und Darmbewegung, Herz- und Arteriengesundheit, ein saubereres Lymphsystem, kontrollierten Blutzuckergehalt und ein stärkeres Immunsystem.

Schönheitseffekte von Aloe-Vera-Extrakt sind: weniger Akne und Pickel, Glättung von Fältchen und Narben, ein klarerer Teint, weniger Sonnenbrand, festere Haut, natürliche Erneuerung und Reinigung der Haut, verstärkte Haare und Verminderung von schwarzen Rändern unter den Augen.

Darüber hinaus werden Falten und Fältchen verringert, der Körper entgiftet, das Abnehmen unterstützt, Stress und seine körperlichen Folgen reduziert; und es wirkt als Adaptogen.

Aloe Vera kann leicht in den Alltag eingebaut werden. Auf der Haut können Sie es rein oder vermischt mit Ihren anderen Lotionen und Cremes verwenden. Hier kann es auch genutzt werden als Rasiergel, Befeuchter, After Shave, Nachtcreme, Gesichtswäsche, Sonnenblocker, Eiswürfel oder Händereiniger. Einnehmen können Sie es als Saft oder Gel oder gemischt mit Gemüse- oder Fruchtsäften, in Teilchen, Desserts oder in Limo mit Honig.

Sie haben erfahren, dass Aloe Vera eine der nützlichsten Naturquellen medizinscher Vorzüge und kosmetischer Qualitäten ist. Seine Gesundheitsvorzüge sind unzählbar, es ist eine kostengünstige und natürliche Methode, sehr gut auszusehen, fit zu bleiben und Gesundheit wie Wohlbefinden komplex zu stärken. Sagen Sie „ja" zum erstaunlichen Aloe-Vera-Extrakt und einem gesunden, natürlichen Leben.

Kontaktieren Sie den Übersender dieses Buches. Er/sie kennt die richtigen hochwertigen Aloe-Vera-Produkte & hilft Ihnen, Ihre Gesundheits-, Wellness- und Schönheitsziele zu erreichen!

www.ingramcontent.com/pod-product-compliance
Lightning Source LLC
Chambersburg PA
CBHW040326010626
45792CB00024B/2153